CONTRIBUTION A L'ÉTUDE

DU

TRAITEMENT OPÉRATOIRE

DES ANNEXITES

PAR

Le Docteur Jules AUDIAU

ANCIEN INTERNE DES HOPITAUX,
MÉDAILLE DE BRONZE DE L'ASSISTANCE PUBLIQUE

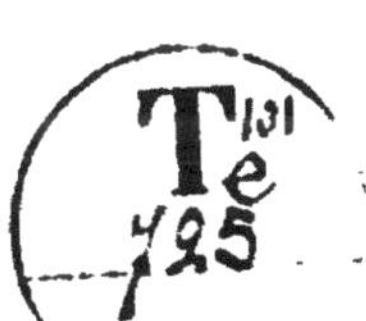

PARIS

G. STEINHEIL, ÉDITEUR

2, Rue Casimir-Delavigne, 2

—

1897

CONTRIBUTION A L'ÉTUDE

DU

TRAITEMENT OPÉRATOIRE

DES ANNEXITES

PAR

Le Docteur Jules AUDIAU

ANCIEN EXTERNE DES HOPITAUX,
MÉDAILLE DE BRONZE DE L'ASSISTANCE PUBLIQUE

PARIS

G. STEINHEIL, ÉDITEUR

2, Rue Casimir-Delavigne, 2

—

1897

A LA MÉMOIRE DE MON PÈRE

LE DOCTEUR AUDIAU.

———

A MA MÈRE

———

A MA FAMILLE

———

A MES MAITRES

———

A MES AMIS

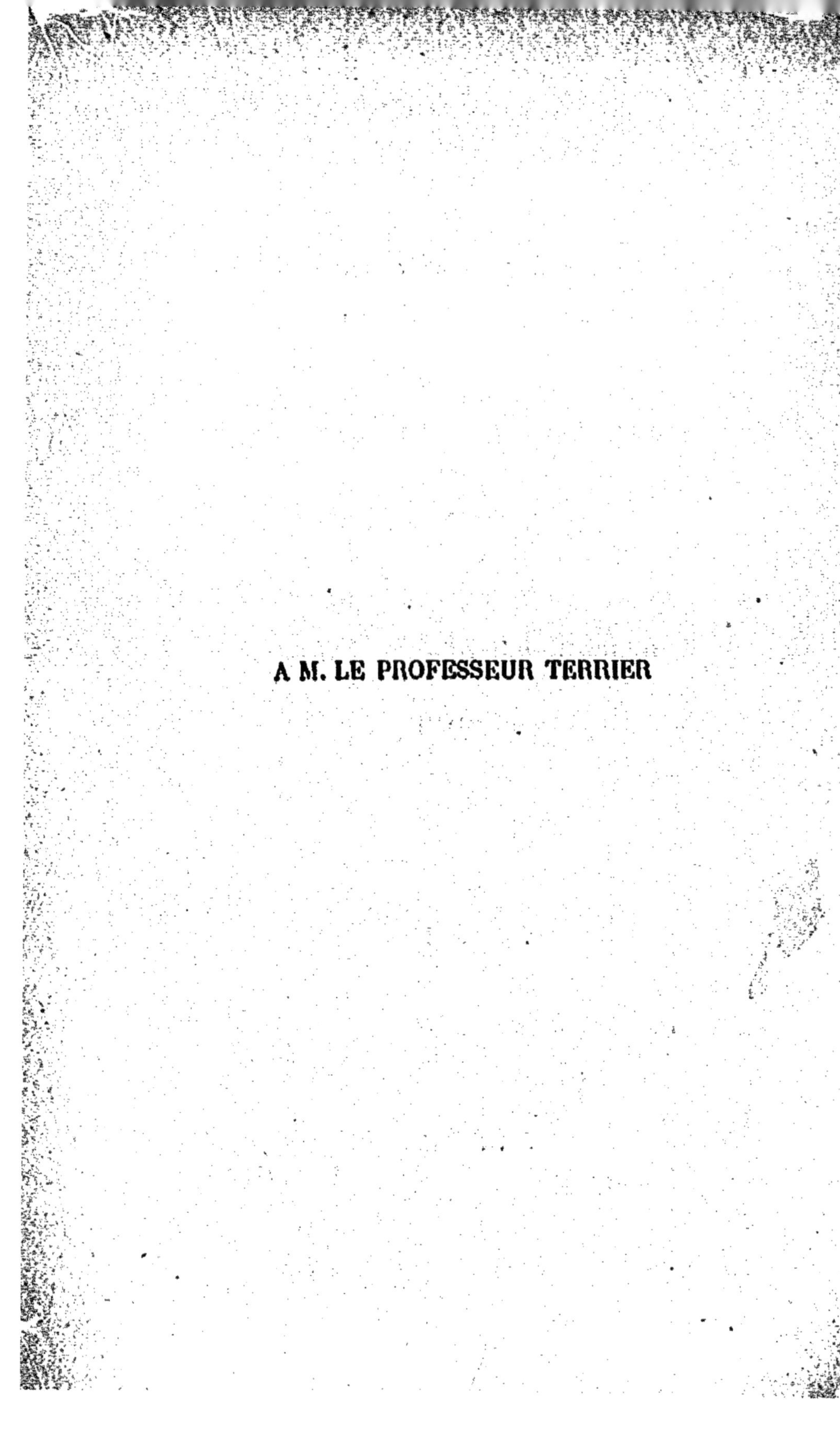

A M. LE PROFESSEUR TERRIER

AVANT PROPOS

Nous arrivons, à la fin de ce travail, à des conclusions diamétralement opposées à celles que nous prévoyions il y a un an. A cette époque, longtemps déjà après la fin de notre externat à Bichat, nous entreprenions sur le conseil de notre excellent et cher maître M. Hartmann, l'étude des résultats immédiats et éloignés de l'hystérectomie et de la laparotomie pour annexites, avec la secrète pensée qu'elle nous conduirait à faire éclater la supériorité de la première de ces méthodes. Nous avions vu l'hystérectomie faire merveille entre les mains de notre premier maître dans les hôpitaux, M. Bouilly. Nous l'aimions d'instinct sans raisonner notre préférence. Et maintenant nous ne lui réservons même plus les quelques cas que lui laissait en 1890 notre maître, M. le professeur Terrier, brûlant ainsi par raison ce que nous adorions par caprice.

Le nom de M. Hartmann doit être le premier cité au début de ce travail dont il a fourni l'idée et, en grande partie, les matériaux. Ses conseils nous ont été précieux et l'intérêt qu'il a bien voulu nous porter, pour rudes que nous en aient paru parfois les manifestations, lui assure plus qu'une banale reconnaissance. Qu'il veuille donc bien, en ne nous épargnant pas les réprimandes, continuer à nous traiter en ami.

Nous remercions doublement M. le professeur Terrier de nous avoir accueilli comme externe et d'avoir bien voulu accepter la présidence de cette thèse. Nous nous souviendrons toujours avec plaisir de l'année fructueuse passée dans son service et sommes fier de nous dire son élève.

Notre cher maître, M. le docteur Bouilly, nous a toujours traité un peu en enfant gâté. Qu'il veuille bien nous traiter maintenant en enfant prodigue et ne point nous tenir rigueur de ce que nous soutenons sur certains points des idées contraires à celles qu'il nous enseignait. (Nous nous montrons cependant bien son élève en prônant avec acharnement la chirurgie conservatrice). Nous n'oublierons jamais sa bienveillance et son exquise bonté. L'année que nous avons passée dans son service de Gynécologie de Cochin est la meilleure de notre vie d'étudiant. Nous lui conservons autant d'affection que de respect.

Nous n'avons jamais eu qu'à nous louer de nos rapports avec nos maîtres, MM. Rendu et Potherat. Nous sommes heureux de pouvoir les remercier ici.

Nous envoyons un souvenir reconnaissant à nos maîtres de l'École d'Angers. Nous avons souvent regretté le temps trop court que nous avons passé avec eux.

MM. Delagénière et Richelot ont bien voulu nous prêter leurs clichés. Nous leur adressons l'hommage de notre vive gratitude.

HISTORIQUE

Ce fut Lawson Tait qui extirpa le premier les annexes enflammées. En avril 1887 (1), il publie une statistique comprenant 63 opérations avec une seule mort, soit 1,58 0/0 de mortalité. C'était trop beau ! Les 441 cas réunis par Monprofit (2), en avril 1888, et comprenant l'étonnante série de Tait, sont grevés de 32 décès, soit 7,25 0/0 de mortalité. Encore se ferait-on, croyons-nous, une idée plus juste de la pratique chirurgicale de l'époque en défalquant les 63 cas du célèbre opérateur anglais. Il resterait ainsi 378 salpingotomies, donnant 31 morts, soit 8,20 0/0 de mortalité. En France, les chirurgiens de la Société de chirurgie sont moins heureux encore. M. Routier (séance du 20 novembre 1888) accuse une mortalité de 20 0/0 (10 cas, 2 morts) ; M. Lucas Championnière (26-1) 3.84 0/0 ; M. Richelot (7-3) 42.85 0/0 ; M. Terrier (séance du 19 décembre 1888) (8-1) 12, 5 0/0. M. Terrillon (séance du 26 décembre 1888) (32-2), soit 6.25 0/0. De son côté Martin (3) de Berlin a 14 décès sur 77 opérations, soit 18,87 0/0.

Les résultats opératoires sont donc médiocres et l'on ne doit pas s'étonner de la vive opposition que rencontra l'opération de Tait. Trélat à la Société de chirurgie (séance du 20 décembre 1888) déclare qu'on a enlevé des annexes qu'on aurait dû laisser tranquilles. Emmet citant, d'après Tait, un total de 121 salpingotomies

(1) *British medical journal.* — Avril 1887 (cité par Cuénox).
(2) *Salpingites et ovarites.* — Th., Paris 1888, p. 93.
(3) MARTIN. — *Traité clinique des Maladies des Femmes.* — Traduct. de VARNIER et WEISS. — Paris 1890, page 477.
(4) EMMET. — *La pratique des maladies des femmes.* — Traduit. d'OLLIVIER. — Paris 1887, page 611.

pratiquées par 40 opérateurs différents, avec 19 0/0 de mortalité, ajoute : « Ce résultat est plus favorable que celui qu'on a obtenu aux Etats-Unis. L'opérateur le plus expérimenté de ce pays est incapable d'approcher du succès de M. Tait, et le taux de la mortalité serait effrayant si l'on pouvait obtenir des chiffres exacts. » La salpingotomie est jugée tellement difficile, tellement dangereuse, qu'elle semble devoir rester le monopole de quelques virtuoses du bistouri « et, écrit L. Tait (1), lorsqu'elle est pratiquée par un grand nombre d'opérateurs, elle mérite une condamnation énergique. »

A ces déboires immédiats, il y avait, selon nous, deux causes. L'une, d'ordre général, assombrissait encore, à cette époque, le pronostic de toutes les opérations abdominales. L'antisepsie la plus rigoureuse était certes préconisée partout, mais combien la pratique différait de la théorie! M. Richelot (2), sur ses 7 malades, en perdait 2 de tétanos. Nous ne verrions plus cela aujourd'hui. D'autre part, et c'est à cela surtout qu'il faut attribuer la plupart des décès pendant cette période, la technique opératoire laissait fort à désirer. Opérant la malade en position horizontale, on manœuvrait au milieu de la masse intestinale. Crevait-on une poche de pus? Quelques anses, malgré toutes les précautions, venaient se souiller et remontaient dans les mouvements respiratoires en souiller quelques autres. Comme conséquences, le choc était considérable et les péritonites fréquentes.

Les succès thérapeutiques, chez les survivantes, venaient-ils au moins compenser les échecs opératoires si nombreux ? Certes non. Près de la moitié des laparotomisées étaient poursuivies, qui d'hémorrhagies soit typiques, soit atypiques, qui de leucorrhée persistante, qui de douleurs tenaces siégeant tantôt sur les parties latérales, tantôt sur la ligne médiane. Un certain nombre devaient subir une seconde intervention, la plupart du temps l'ablation de leur utérus par la voie vaginale.

(1) *Agnew's Surgery*, vol. II, cité par Cæron.
(2) *Société de chirurgie*, séance du 20 nov. 1888.

C'était, en somme, médiocre. Nous verrons bientôt que la proportion des guérisons absolument parfaites n'a pas sensiblement augmenté.

.·.

L'hystérectomie vaginale pour salpingites fut faite pour la première fois de propos délibéré par Péan, le 12 décembre 1887, et devint bientôt une méthode. Il faut bien le reconnaître, les brillants succès qu'elle put presqu'aussitôt enregistrer rendent surprenant l'acharnement que mirent à la dénigrer, ceux là mêmes qui devaient en devenir les admirateurs les plus fervents. Certes, on effondrait bien parfois un rectum ou une vessie, on pinçait de temps en temps un uretère. Personne ne nous démentira si nous affirmons qu'un opérateur, même des plus exercés, pouvait, au fond du vagin, prendre une anse intestinale, pour une trompe pleine de liquide et l'ouvrir. D'autre part, quelques malades mouraient d'hémorrhagies survenues à divers moments. Au cours de l'opération une artère saignait que l'on n'arrivait pas à saisir. Quelques heures plus tard une pince se brisait ou lâchait. Une nuit de 1893, à Cochin, nous avons assisté à pareil accident suivi de mort, chez une malade de M. Quénu. Lors de l'ablation des pinces, ou quelques jours plus tard, à la chute des eschares, des hémorrhagies secondaires redoutables se produisaient parfois.

Mais, en somme, pareils accidents étaient rares. Ils le devinrent de plus en plus, avec le perfectionnement de la technique opératoire et de l'instrumentation. Il nous paraît incontestable que l'hystérectomie vaginale constituait un progrès, et qu'en 1890 elle avait au point de vue des résultats immédiats une supériorité marquée sur la cœliotomie, telle qu'on la faisait alors.

Les statistiques publiées au congrès de Bruxelles sont la consécration définitive de l'opération de Péan. Il semble à ce moment et l'on dit bien haut que la routine seule retient à la laparotomie ses derniers fidèles.

.·.

Et pourtant presque aussitôt nos maîtres, MM. Terrier et Hartnann (1) publient une série de 50 laparotomies pour annexites suppurées, faites de 1888 à 1892. Ils ont 6 cas de mort soit 11,86 °/°, ce qui est beaucoup, comparativement aux statistiques publiées à Bruxelles. Mais il faut remarquer que l'on peut, que l'on doit diviser leurs opérations en deux séries.

La première (1888-90) comprend 28 laparotomies faites sur le lit de Mariaud, avec 5 décès, soit 17, 8 °/° de mortalité. Les 31 autres faites en 1891 et 1892, comptent 2 décès seulement, soit 5, 71 °/.. Plusieurs raisons ont contribué à améliorer dans de telles proportions les résultats de la laparotomie.

1° La substitution dans la chirurgie abdominale de l'asepsie à l'antisepsie, substitution préconisée et vulgarisée en France par M. le professeur Terrier, et permettant d'éviter les accidents d'intoxication par les antiseptiques.

2° Les perfectionnements considérables apportés à la technique opératoire, et consistant dans l'emploi méthodique du plan incliné et des grandes compresses stérilisées.

Ce fut Marcel Baudouin qui fit connaître en France le plan incliné, « la position élevée du bassin » disent les Allemands. Delagénière, au Mans, au commencement de décembre 1890, puis, presque simultanément (27 décembre 1890), M. H. Hartmann, à Paris. furent les premiers à s'en servir. D'abord méconnus, les avantages de cette méthode furent bientôt vulgarisés par la pratique de M. le professeur Terrier, et ils semblent aujourd'hui universellement appréciés à Paris. En renversant la malade, en effet, et en sachant utiliser les écarteurs et les compresses, on opère, pour ainsi dire, à ciel ouvert ; l'œil guide la main, la vue sert tout au moins de contrôle au toucher. L'intestin, libéré dès le début de l'acte opératoire lorsqu'il est adhérent aux organes pelviens, retombe sur le diaphragme : on ne le verra plus. Protégé contre toute éclaboussure par une véritable barricade de compresses stéri-

(1) TERRIER et HARTMANN. — Remarques cliniques, anatomiques et opératoires à propos de 50 cas consécutifs de laparotomie pour lésions suppurées péri-utérines. — Suites immédiates et éloignées de l'opération. — *Annales de Gynécologie et d'Obstétrique*. — Mai 1893, p. 117.

lisées, il est relégué loin du champ opératoire ; et quand, à nouveau, on lui permettra l'entrée du petit bassin, tout sera prêt pour le recevoir, l'hémostase assurée, le plancher pelvien soigneusement débarrassé des moindres gouttes de pus que l'on aurait fait couler pendant la décortication.

3° Après l'opération, on fait, depuis quelque temps, chez toute malade ayant subi une intervention longue et sanglante, des injections massives de sérum dans le tissu cellulaire, pratique qui semble avoir notablement diminué les accidents de shock.

Au point de vue de la mortalité tout au moins, la méthode de Lawson Tait, perfectionnée, se montrait l'égale de celle de Péan. En 1896, deux statistiques intégrales de laparotomies étaient publiées, qui lui assuraient la supériorité. M. Pierre Delbet (1), avait 135 laparotomies et 5 morts, soit 3, 7 % ; notre maître M. Hartmann, 104 et 4 décès, soit : 3, 8 %. Dans sa communication au congrès de Genève (2), M. Hartmann oppose ces résultats excellents à ceux indiqués dans les deux statistiques intégrales d'hystérectomie publiées en France : celle de M. Segond, 14 morts sur 200 cas, soit : 7, % et celle de M. Richelot, 307 cas et 15 morts soit : 4, 87 %. La comparaison n'est pas en faveur de la méthode vaginale.

Depuis cette époque, M. Segond (3) a publié une série de 25 hystérectomies vaginales avec 2 morts, soit 8 % de mortalité.

Les 30 laparotomies pratiquées par M. Hartmann depuis le 1er septembre 96, faisant suite à la série publiée à Genève, n'ont donné qu'une mort, soit 3,33 %, ce qui accentue encore la différence entre les statistiques intégrales de la laparotomie et celles d'hystérectomie.

Plus heureuse dans ses résultats opératoires immédiats, la castration annexielle ne l'est guère dans ses suites éloignées. Si l'on ajoute à cette médiocrité des résultats curatifs, les petits ennuis du

(1) Chavis. — Th. Paris, 1896.
(2) H. Hartmann. — *Annales de Gynécologie*. — Septembre 1896.
(3) *Revue de Gynécol. et de Chir. abd.*, mars avril 97.

côté de la cicatrice inhérents à la méthode sus-pubienne, la durée plus longue de la convalescence, on conçoit fort bien que la plupart des chirurgiens français se soient ralliés à l'hystérectomie vaginale. Et quand, en 1891, M. Delagénière (du Mans) vint proposer une méthode nouvelle importée d'Amérique, on ne doit pas s'étonner que les membres de la Société de Chirurgie, satisfaits des résultats que leur donnait l'opération de Péan, aient fait à l'innovation qu'on leur vantait un accueil assez froid.

La castration abdominale totale devait naître en Amérique ; jamais en effet l'hystérectomie vaginale n'obtint un bien vif succès près des chirurgiens des Etats-Unis. Nous ne chercherons pas les raisons de cette défaveur. Ce qui nous importe c'est que, tandis qu'en France, on discutait la supériorité de la méthode sus-pubienne ou de la méthode vaginale, les Américains, décidés à s'en tenir à la première, cherchaient à en améliorer les résultats. Les succès thérapeutiques étant plus nombreux après la castration utérine qu'après la simple castration annexielle, les laparotomisées qui continuaient à souffrir étant le plus souvent complètement guéries par une hystérectomie secondaire, quelques uns d'entre eux prirent le parti de supprimer l'utérus, en même temps que les deux annexes. Polk à la New-York Obstetrical Society (3 octobre 1893), et presque en même temps, Baldy, à la Philadelphia Obstetrical Society (5 octobre 1893), font des communications sur l'hystérectomie abdominale appliquée au traitement des suppurations pelviennes.

Après avoir rencontré, au premier abord, une assez vive opposition, puisque Florian Krug et Harris Slocum, seuls, les soutinrent dès la première heure, les idées de Polk et de Baldy furent bientôt acceptées, partout ou presque partout, aux Etats-Unis. Les chirurgiens américains, ayant adopté le principe de l'opération, ne discutent plus guère maintenant que la façon de la pratiquer ; les uns voulant, avec Polk, enlever la matrice en totalité, les autres, à l'exemple de Baldy préférant s'en tenir à une amputation sus-vaginale avec pédicule perdu.

En France, M. Delagénière (du Mans) fut le premier à appliquer la castration abdominale totale au traitement des lésions des annexes. Après une communication à la société de Chirurgie (1) il en fait une autre plus détaillée au Congrès de Lyon (2). Dans les *Archives provinciales de chirurgie* (mars 1893), il précise la technique opératoire employée par lui, technique qu'il s'était contenté d'indiquer assez sommairement à Lyon. Sa communication au Congrès international de Genève (septembre 1896), porte sur le même sujet, qu'une communication de M. Richelot vient de mettre à l'ordre du jour des discussions de la Société de Chirurgie.

(1) *Bull. et Mém. Soc. de chir.*, XX 1894, p. 157.
(2) *Ext. du Congrès français de chir.* (8° session 1894. — Lyon).

PREMIÈRE PARTIE

Réflexions à propos de 210 opérations consécutives pour lésions inflammatoires des annexes.

C'est le 9 novembre dernier que notre maître, M. Hartmann, a fait sa première castration abdominale totale pour salpingite. Depuis lors il a, de parti pris, enlevé tout utérus qu'il était obligé de priver de ses deux ovaires. Il nous a paru intéressant de chercher, dans l'étude de sa pratique de ces dernières années, les raisons qui l'ont déterminé à abandonner les méthodes jusque là employées par lui.

Depuis le 1ᵉʳ janvier 1893, M. Hartmann a pratiqué 210 opérations pour lésions des annexes, à savoir: 131 cœliotomies, 48 hystérectomies vaginales, et 28 colpotomies postérieures.

Les cœliotomies. — Les 131 cœliotomies ont donné 5 décès, soit 3. 73 0/0 de mortalité; une 6ᵉ malade a succombé dès le début de l'intervention à une syncope chloroformique. Voulant nous faire une idée des résultats fournis par la laparotomie, nous ne faisons pas rentrer ce cas malheureux dans le total des morts, non plus, naturellement, que dans le total des interventions.

Nous n'avons pas à étudier longuement les résultats immédiats de ces 131 laparotomies. Les chiffres fournis au Congrès de Genève par M. Hartmann sont devenus les suivants :

131 cœliotomies, 5 morts soit 3, 73 0/0.

61 annexites suppurées, 3 morts soit 4, 92 0/0.

15 grossesses ou avortements tubaires, 1 mort soit 6, 66 0/0.

10 Hydrosalpingites dont 2 avec pédicule tordu, 0 mort.

36 Annexites. 1 mort soit 2, 77 0/0.

12 Ovaires scléro-kystiques. 0 mort.

Encore nous semblerait-il plus logique de nous en tenir aux

chiffres fournis à Genève (1) par M. Hartmann, de raisonner sur la pratique d'hier, sans faire entrer en ligne de compte les 13 hystérectomies abdominales totales qui sont devenues celle d'aujourd'hui.

Nous aurons donc :

104 Cœliotomies, 4 morts, soit 3,8 0/0

    47 Annexites suppurées, 3 morts, soit 6, 38 0/0.

       13 cas non drainés avec 1 mort soit 7, 69 0/0.

       34 cas drainés, 2 morts soit 5, 88 0/0.

    11 Grossesses ou avortements tubaires, 1 mort soit 9 0/0.

    10 Hydrosalpingites dont 2 avec pédicule tordu, 0 mort.

    27 Annexites, 0 mort.

     9 Ovarites scléro-kystiques, 0 mort.

Ces résultats excellents n'étaient point de nature à faire abandonner à M. Hartmann la méthode qui permettait de les obtenir. L'examen des résultats éloignés fournit moins de satisfaction.

Sur les 104 malades opérées avant septembre 96, 47 ont été revues. Sur ces 47, 26 sont complètement guéries soit 53, 32 °/₀. Cette faible proportion n'est pas un fait isolé. Chrobacka, dans un peu plus de la moitié des cas seulement, un succès thérapeutique complet. Schauta apporte au Congrès de Vienne, en 1893, les chiffres suivants : Sur 189 laparotomisées revues, il en a 107 absolument guéries soit 56, 6 °/₀. Léopold Landau (141 cas) admet 60°/₀ de guérisons complètes ; Bardenheuer (123 cas) accepte le même chiffre. La moyenne indiquée par Pauchet (4) est un peu meilleure. Il admet 61 0/0 de guérisons définitives. Il est vrai qu'il range sous cette rubrique non seulement les guérisons complètes, mais encore ce qu'il appelle les résultats satisfaisants. Pour nous, nous compterions sans hésiter,

(1) H. HARTMANN. — *Annales de gynécologie.* — Septembre 1896.
(2) Cité par BLIESENER.
(3) Cité par BLIESENER. — Die abdominale Radicaloperation bie entzündlicher Adnexerkrankung. (*Monatsschrift für Geburtshülfe und Gynaekologie.* — Juin, juillet, août 1806).
(4) Th., Paris 1896.

parmi les guéries incomplètement, des femmes ayant de la leucorrhée ou des métrorrhagies (1), ou un léger empâtement au niveau du moignon de la trompe droite, avec violentes douleurs dans le ventre (2).

Quoi qu'il en soit, ces résultats définitifs sont médiocres. C'est à peine si une femme laparotomisée a une majorité de chances de recouvrer une santé parfaite.

.˙.

Les hystérectomies vaginales. — Les résultats éloignés de l'hystérectomie vaginale sont infiniment supérieurs. Cependant sur 22 malades que nous avons revues 14 seulement sont dans un état local et général parfait, irréprochable. — Des 8 autres, 2 ne seraient, par personne, rangées au nombre des guérisons complètes. L'une, opérée, le 20 août 1894, de pelvi-péritonite suppurée avec foyer ouvert dans le rectum, a toujours une fistule, — mais le sens du courant a changé ; il sortait du pus par l'anus, maintenant les matières fécales passent par le vagin. L'autre a au fond du vagin un orifice fistuleux donnant du pus en abondance. Elle est en assez mauvais état général.

5 malades ont conservé au fond du vagin une induration douloureuse. Chez deux d'entre elles on avait extirpé complètement les annexes. Chez trois autres, on les avait laissées en totalité ou en partie. Quand rien ne vient, en pressant le fond de leur vagin, réveiller cette sensibilité douloureuse, toutes ces malades, sauf une qui a quelques douleurs spontanées, ne souffrent absolument pas. Leur état général est excellent. Nous n'avons aucune raison d'être plus sévère que les autres statisticiens, et nous les compterons comme guéries, tout en notant cette induration vaginale comme une imperfection de la méthode de Péan.

L'une de ces 5 femmes présente ceci de curieux, qu'après avoir

(1) Pauchet. — Th., Paris 1896. Ob. 211, p. 90.
(2) Pauchet. — Th., Paris 1896. Ob. 213, p. 91. Toutes malades que Pauchet regarde comme guéries et que nous considérons comme résultats imparfaits.

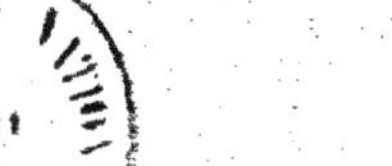

eu la vue faible pendant plusieurs années et avoir porté des lunettes, elle retrouva ses yeux de quinze ans à la suite de son opération. C'est un fait assez singulier à opposer à ceux qui prétendent que la castration entraîne une diminution de l'acuité visuelle.

Enfin, chez une dernière malade, nous ne trouvons à noter d'anormal qu'un état nerveux assez prononcé, plus prononcé qu'avant la castration, avec crises fréquentes. Il nous semblerait injuste pour l'hystérectomie de ne pas compter ce résultat comme un succès.

Nous aurons donc 19 guérisons complètes sur 22 cas soit 86,36 0/0. Pauchet (1) indique 94 0/0 Baudron (2) 92 0/0. Tous ces chiffres sont en somme concordants et prouvent au point de vue curatif la très grande supériorité de la méthode de Péan.

Par contre, M. Hartmann n'a pas lieu d'être satisfait des résultats immédiats que lui a donnés l'hystérectomie vaginale. Depuis le 1er janvier 1893 jusqu'au 9 janvier 1897, date de sa dernière intervention par cette méthode, la statistique est la suivante.

48 Hystérectomies vaginales: 5 morts, soit 10,47 0/0
    23 cas suppurés: 3 morts, soit 13,01 0/0
    23 cas non suppurés : 2 morts, soit 8 0/0

Cette statistique est franchement mauvaise et il n'est pas surprenant que M. Hartmann ait renoncé à une méthode qui lui causait de tels déboires, alors que la laparotomie lui donnait de si beaux succès. (3)

Bliesener (4) admet que la statistique de la mortalité plaide en faveur de l'hystérectomie vaginale. Il arrive avec cette opération à un total de 1113 cas avec 39 décès, soit 3,5 0/0. Ces cas sont empruntés à Max Landau, Léopold Landau, Léopold, et Jacobs. Un total de 1626 laparotomies réunies par Landau a donné 92 décès,

(1) Thèse. Paris, 1896.
(2) Thèse. Paris, 1891.
(3) D'autant qu'un certain nombre des morts sont imputables non à l'opérateur mais à l'opération ; Hémorragie après ablation des pinces, occlusion intestinale par torsion d'une anse grêle adhérente à un moignon.
(4) Bliesener, loco citato, n° de juin, p. 176.

soit 5, 59 0/0. Et pourtant Bliesener et son maître Bardenheuer, tout en admettant la supériorité de la méthode vaginale, et au point de vue des succès opératoires (1) et au point de vue des résultats éloignés, ne peuvent l'accepter comme méthode générale. Après avoir longuement discuté les raisons de cette répugnance, Bliesener les résume en quelques mots: nous ne pouvons mieux faire que de le suivre en le commentant.

Voici donc selon lui les objections que l'on peut faire à l'hystérectomie vaginale, au point de vue de l'opération même.

A. — DANS LES CAS PURULENTS GRAVES. — (Il entend par là ceux dans lesquels les annexes enflammées sont solidement fixées à la paroi postérieure de l'excavation, et également très adhérentes en haut, quant bien même il n'existerait aucune collection purulente en dehors de l'ovaire et de la trompe).

1° *La possibilité de laisser sans le savoir des parties malades.* Pareil accident peut arriver aux plus habiles et aux plus expérimentés. Nous lisons en effet dans la thèse de Baudron (2), à propos d'une malade de M. Segond, que « l'autopsie démontra que l'intervention avait été incomplète, et qu'une poche purulente méconnue était devenue le point de départ d'accidents infectieux mortels. »

On se rendra compte aisément que pareil fait peut se produire facilement, en réfléchissant aux causes qui, dans les abcès compliqués du bassin, font l'innocuité relative de la méthode vaginale. Il faut alors se contenter d'ouvrir les poches sans tenter de les extirper. Il faut opérer dans le petit bassin en se gardant bien de rompre le dôme d'adhérences qui défend naturellement la grande cavité péritonéale. On conçoit combien facilement on peut laisser subsister une collection purulente dans un dédoublement de cette cloison protectrice.

(1) ..... ce qui est contestable, la statistique d'hystérectomie de Landau étant une accumulation de séries heureuses, et non la statistique intégrale d'un opérateur (Voir plus haut, p. 11, la comparaison que nous faisons entre les statistiques intégrales d'hystérectomie et celles de laparotomie, comparaison qui conduit à un résultat diamétralement opposé).
(2) Th. BAUDRON, p. 83.

2° *L'incertitude au sujet de l'hémostase* : Deux fois sur 48 opérations, M. Hartmann a dû ouvrir le ventre pour maîtriser l'hémorrhagie. Les deux malades ont d'ailleurs guéri (1).

3° Le *manque de contrôle* en ce qui concerne les lésions de viscères intestinaux situés loin du champ d'opération.

B. — Dans les inflammations graves, étendues, adhésives. — Bliesener entend par là les inflammations avec adhérence étendue de l'utérus et phlegmon du ligament large sans qu'il y ait présence de pus).

1° Egalement l'*imperfection de la méthode*, notamment en cas de complication d'appendicite.

2° *L'incertitude quant à l'hémostase*.

C. — Dans tous les cas, très purulents ou peu purulents, très adhérents ou peu adhérents. — 1° Le *fait de laisser dans la grande cavité péritonéale des surfaces ulcérées*, où l'intestin peut venir adhérer et se couder, — qui de plus favorisent une infection du péritoine.

Une des hystérectomisées de notre maître Hartmann a succombé à l'occlusion intestinale produite par l'adhérence d'une anse grêle au moignon du ligament large droit.

2° La *difficulté de rendre le champ opératoire partout accessible et visible*. «Nous considérons, conclut Bliesener, qu'il y a là une imperfection en comparaison de la laparotomie. Cela ne doit pas nous empêcher d'utiliser la méthode dans les cas peu purulents et peu adhérents. »

A ces reproches, on peut en ajouter d'autres. L'hystérectomie vaginale est fort souvent incomplète. 33 fois seulement sur 48, M. Hartmann a pu extirper les annexes en totalité. Jacobs (2), sur 119 opérations (1891) a laissé 28 fois les annexes, puis sur 272 (1893) les

(1) Le même fait est noté par Landau pour plusieurs opérations, par Bardenheuer, etc., nous l'avons vu se produire à Cochin, dans le service de M. Quénu en 1833.

(2) Cité par Bliesener.

a laissées 21 fois. Doyen (1) compte sur 61 cas, 4 opérations incomplètes. Richelot (2) sur 169 cas en compte 59. Rouffart (3) 31 sur 52. Peut-on sans inconvénient laisser les annexes après avoir extirpé l'utérus ? Bliesener discute longuement ce point, discussion bien théorique, nous semble-t-il, car l'expérience prouve que les annexes s'atrophient presque toujours et que les malades guérissent parfaitement. Le grand nombre des guérisons absolues après l'hystérectomie vaginale, mis en regard de la forte proportion des opérations incomplètes suffirait à démontrer ce que nous avançons. D'autre part chez deux des cinq malades chez qui nous avons noté la persistance d'une induration au fond du vagin, les annexes avaient été enlevées en totalité. Bliesener cite quelques cas où des poches ont continué à suppurer. Une opérée de M. Hartmann a sa cicatrice vaginale fistuleuse, suppurante, et est en assez mauvais état général.

A ces reproches, nous en ajouterons un autre. La possibilité de voir une malade succomber d'hémorrhagie soit à la chute des eschares, soit à l'ablation des pinces. M. Hartmann a vu une de ses hystérectomisées mourir de cette dernière façon. Nous avons dit plus haut de quel accident nous avons été témoin à Cochin (4).

Ces accidents sont évidemment trop rares pour que l'on puisse en faire un grief bien terrible à la méthode vaginale. Une objection autrement sérieuse à notre avis c'est, pour les hystérectomistes, le manque de contrôle de l'incurabilité des lésions annexielles.

Nous sommes certes bien loin de nous associer aux attaques lancées contre la castration, dans un réquisitoire à sensation qui, s'il fit dans la presse politique un peu du bruit cherché, fut accueilli dans le monde médical et la presse scientifique avec une indifférence ressemblant fort à du mépris. Mais il nous paraît incontestable que l'ablation des deux ovaires n'est pas sans inconvénients.

(1) Cité par BLIESENER.
(2) Cité par BLIESENER.
(3) Cité par BLIESENER.
(4) Cf. supra, p. 9.

Aux ennuis d'une ménopause précoce, bouffées de chaleur, éruptions cutanées, etc., il faut joindre une augmentation fréquente de l'état de névrose plus ou moins prononcée, dont bien peu de femmes sont exemptes. Presque toujours un embonpoint précoce, l'épaississement des traits, pour ne parler que de cela, diminuent fortement ce charme qui est, pour moitié, la raison d'être de la femme. Quelques-unes échappent à tous ces petits maux, mais on ne doit les regarder que comme d'heureuses exceptions à la loi commune. Si l'on joint à cela les considérations d'ordre social qui ont certes leur valeur, on arrive à la conviction que le chirurgien ne doit enlever les deux annexes que quand il y a impossibilité absolue d'éviter ce sacrifice.

Or, ce n'est souvent qu'après l'ouverture du ventre, et quand on aura les lésions sous les yeux, que l'on pourra vraiment se décider en connaissance de cause.

Nous ne voulons certes pas dire qu'il soit impossible d'être suffisamment éclairé par l'examen clinique. Certains gynécologues touchent avec une merveilleuse finesse et arrivent à une précision de diagnostic extraordinaire. Mais à côté de ces maîtres, combien de chirurgiens ne trouverait-on pas qui, de ce qu'ils ont jugé les annexes franchement malades d'un côté, et l'autre cul-de-sac quelque peu empâté ou légèrement douloureux, en concluent immédiatement que les deux côtés sont « pris », et, sans se demander si l'un d'eux ne pourrait pas guérir, se croient autorisés à faire l'hystérectomie vaginale? Pour la plupart, il est plus modeste et plus sage, de ne pas croire à l'infaillibilité de son diagnostic et de désirer « voir » un ovaire ou une trompe avant de les qualifier incurables ; du reste, même pour ceux dont le toucher est le plus délicat, il est des malades chez lesquelles on ne peut faire à coup sûr le diagnostic de la bilatéralité, pas plus après incision du cul-de-sac postérieur qu'à travers la paroi vaginale. Ce sont les cas où les annexes malades occupent le cul-de-sac postérieur et où les annexes saines sont haut placées.

Les hystérectomistes objectent que le 1er coup de bistouri n'entraîne pas la stérilité de la femme, et qu'il est facile d'aller, avant de commencer l'opération proprement dite explorer les annexes par le cul-de-sac postérieur ouvert. Cette manœuvre nous semble en effet possible, et sauf le cas, nullement exceptionnel, dont nous venons de parler, les renseignements fournis par ce toucher « direct » peuvent être suffisants, mais, pratiquement, l'exécute-t-on? Le chirurgien qui commence une hystérectomie n'a-t-il pas choisi cette voie, parce qu'il se croyait absolument certain qu'il y avait des deux côtés des lésions à enlever? S'il avait le moindre doute, n'aurait-il pas fait la laparotomie? Au lieu de la démonstration théorique de la possibilité de l'exploration des annexes par cœlio-tomie vaginale, nous voudrions connaître un certain nombre de cas où cette méthode a été mise en pratique et a arrêté une hystérec-tomie à son début.

Tous les laparotomistes ne pourraient, pour justifier leur préfé-rence pour la méthode abdominale, arguer du désir de conserver au moins un ovaire. Tait par principe enlève les deux, quand l'un est atteint. Bardenheuer (1) n'a fait la castration unilatérale que trois fois sur 126 salpingotomies. Dans les cas suppurés, qu'ils soient gonorrhéiques ou puerpéraux, il craint, par expérience, la récidive du côté épargné. Les annexes même non suppurées lui semblent trop profondément altérées pour qu'il y ait intérêt à les laisser, opinion exagérée si l'on se rappelle les nombreux faits de gros-sesses déjà publiés chez des malades ayant subi une ablation unila-térale. Il est bon, cependant, de faire observer que Bardenheuer est peu friand de l'intervention opératoire, toutes les fois qu'il n'y a pas collection de pus. En 1893, le nombre de ses laparotomies (2) pour lésions non suppurées est à celui des ablations de pyosalpinx comme 1 est à 4.

En revanche, on trouve la tendance opposée poussée à l'extrême chez les chirurgiens américains. Polk et Pryor entre autres ont été

(1) BUESINER. — *Loco citato*, n° de Juin, p. 461.
(2) BUESINER. — *Loco citato*, n° de Juin, p. 460.

dans la pratique des opérations conservatrices sur l'ovaire aussi loin que faire se peut. La même tendance s'affirme de plus en plus dans la pratique de notre maître le D' Hartmann. Dans sa communication au Congrès de Genève (1), il annonçait 23 colpotomies et 1 incision abdominale de péritonite enkystée periannexielle, 26 castrations unilatérales ou laparotomies sans castration, soit 49 opérations conservatrices sur 166 interventions, soit une moyenne de 29,5 °/₀. Depuis lors il a pratiqué 9 hystérectomies vaginales, 2 castrations annexielles, 2 hystérectomies supra-vaginales et 13 castrations abdominales totales, soit 26 opérations radicales, mais aussi 8 laparotomies se sont terminées par l'ablation d'un seul côté, 5 sans ablation aucune, soit 13. En ajoutant 6 colpotomies, on arrive au total de 19 opérations conservatrices, sur 45 interventions, soit 42 °/₀.

Parmi les malades opérées du 1ᵉʳ janvier 1893 au 1ᵉʳ septembre 1896 et auxquelles M. Hartmann avait laissé au moins un ovaire deux seulement ont dû subir une seconde opération. L'insuccès chez elles, avait été complet.

La première, madame Léontine C...., fut laparotomisée à Bichat le 5 janvier 1891. C'était une femme de 23 ans, très nerveuse, qui souffrait depuis six ans de violentes douleurs abdominales. On trouva les ovaires kystiques, fixés par un peu de périovarite, les trompes perméables non adhérentes, l'utérus tombé dans le cul de sac postérieur. M. Hartmann se contenta de libérer les adhérences, de faire l'ignipuncture des ovaires et de fixer par deux soies l'utérus à la paroi abdominale antérieure. Cette femme continua à souffrir.

Le 15 octobre 1893, nouvelle intervention. Les annexes sont peu augmentées de volume, mais fixées par de nombreuses adhérences. On les enlève.

Nous avons revu la malade le 18 septembre 1896. Elle souffrait toujours, non certes au point de rester alitée, mais suffisamment pour être obligée de s'interdire toute fatigue. Elle présentait de l'hémi-anesthésie gauche, de l'anesthésie pharyngienne.

(1) H. HARTMANN. — *Annales de Gynécologie*, Septembre 1896.

L'histoire de la seconde malade, Madame K..., peut se résumer en quelques mots. Cette femme réclame une intervention pour des douleurs abdominales violentes.

Le 23 juin 1893, ignipuncture des ovaires scléro-kystiques par M. Hartmann à Bichat.

Continuation des douleurs.

En août 1895, ablation bilatérale des annexes à l'hôpital Saint-Louis, par M. Poirier.

Continuation des douleurs.

Un peu plus tard, hystérectomie vaginale, par le même opérateur.

Continuation des douleurs (malade revue le 18 août 1896).

Voici deux femmes qui ont subi : l'une 2, l'autre 3 interventions, pour des ovaires scléro-kystiques, et n'en ont tiré aucun bénéfice. Pareil fait n'étonnera plus personne ; on sait fort bien aujourd'hui que de telles malades ont plus à attendre du doucheur que du chirurgien.

Deux femmes, cependant, ont fait exception à cette règle. L'une Anna M., à qui, le 15 avril 1893, on avait fait simplement de l'ignipuncture des ovaires, est accouchée à Baudelocque le 26 juin 1896, après grossesse normale (Clinique Baudelocque, Obs n° 1038 de 1896). L'autre, Mlle Palmyre B., est une jeune fille de 17 ans qui fut laparotomisée le 29 avril 1893. Elle présentait de la tympanite hystérique qui disparut complètement sous le chloroforme. On enleva les annexes gauches kystiques et prolabées et on mit quelques pointes de feu sur l'ovaire droit. Cette jeune fille donne tous les ans de ses nouvelles à M. Hartmann. Elle se porte admirablement, et n'a jamais ressenti aucune douleur depuis son opération. Mais, ne peut-on supposer que, dans ce cas, la véritable cause des douleurs était la ptose de l'ovaire plutôt que sa dégénérescence kystique?

Ce dernier exemple nous paraît avoir sa valeur. Il prouve combien on a raison, en des cas semblables, d'opérer par la voie abdominale. Nous admettons parfaitement que si, chez une hystérique, estimant que les douleurs ont leur siège et leur cause uniquement dans l'appareil génital, on se décide à intervenir, il faut enlever utérus et annexes et non les annexes seules, comme le faisait Battey. Mais pour faire cette castration, on doit choisir la méthode sus-pubienne qui seule permettra, dans des cas, comme dans celui que nous venons de citer de borner au strict nécessaire les sacrifices à faire.

Colpotomies. — Ecartée par nous lorsqu'on opère les annexites en quelque sorte « à froid », l'hystérectomie ne nous semble pas non plus la méthode de choix contre les suppurations pelviennes aiguës. Predhomme (1) — qui est d'un avis opposé au nôtre, — fait à la méthode rivale, la colpotomie postérieure, les 3 reproches suivants :

1° Persistance des fistules.
2° Retour d'accidents inflammatoires.
3° L'opération laisse subsister la cause même des accidents.

Or, 1° nous avons revu 11 femmes à qui M. Hartmann avait incisé le cul de sac postérieur entre janvier 1893 et septembre 1896 — 9 fois pour collections suppurées ; 2 fois pour hématocèles, — 7 de ces malades sont restées guéries. Chez une la plaie vaginale, au bout de 4 mois (24 mars 1896 — 24 août 1896), n'était pas complètement cicatrisée. Encore se trouve-t-il justement que c'est dans l'un des deux cas d'hématocèle, ce qui s'explique peut-être par la persistance d'un placenta tubaire non détaché.

2° Une malade a eu à nouveau des accidents inflammatoires. Opérée le 17 mai 1893, elle est entrée à Bichat en 1895, pour des douleurs abdominales, avec vomissements, survenues brusquement la nuit, 8 jours après les règles. — Quelques jours de repos, l'ont remise sur pied et elle s'est très bien portée depuis. — Une autre a été reprise d'accidents de suppuration. L'hystérectomie vaginale faite par M. Hartmann l'a définitivement guérie.

Nous devons reconnaître que la 3° critique est juste. Chez, 7 des 11 malades que nous avons revues, nous avons trouvé les

(1) Th. Paris, 1890.

annexés, d'un côté au moins, augmentées de volume, douloureuses à la pression. Toutes ces femmes cependant se trouvaient en assez bon état pour n'éprouver nul besoin d'une seconde intervention.

Il nous semble fort possible, cependant, qu'en un certain nombre de cas, les lésions annexielles subsistent assez considérables et assez gênantes pour nécessiter un traitement plus complet. Mais alors même, on ne devra pas regretter d'avoir eu recours à la colpotomie. Traitement d'attente, expédient si l'on veut, cette petite opération à peu près inoffensive(1), a fait gagner du temps. Les accidents aigus se sont calmés, la fièvre est tombée, la virulence du pus s'est atténuée. Si alors on doit en venir à une intervention plus grave, ne sera-t-on pas dans de bien meilleures conditions qu'au moment même de la poussée inflammatoire? — Et alors, opérant par la voie abdominale, on trouvera peut-être moyen de ne sacrifier qu'un ovaire. Si les deux côtés doivent être enlevés, on n'aura rien gagné au point de vue de la chirurgie conservatrice, mais on fera, dans de bien meilleures conditions, ce qu'on aurait fait le premier jour. Ce sera encore tout bénéfice.

⁂

Malgré toutes les raisons qui, selon nous, déconseillent l'hystérectomie, cette méthode nous semblerait, en raison des beaux succès thérapeutiques qu'elle donne, préférable à la laparotomie si l'on ne pouvait améliorer les résultats éloignés de celle-ci. Il nous reste à en chercher les moyens.

Nous avons dit (page 12) que sur 47 laparotomisées que nous avons revues 26 seulement étaient complétement guéries. Voyons de quoi ont eu à souffrir les 21 autres :

---

(1) X. — Les 28 colpotomies faites par M. Hartmann depuis janvier 1893, n'ont donné aucune mort. Les quelques décès survenus à la suite de cette intervention, cités d'ailleurs comme des raretés, ne doivent pas plus empêcher d'y avoir recours, que quelques accidents de chloroforme ne font renoncer à l'anesthésie.

1893. — 1° Calcul vésical formé autour d'un fil à ligature du pédicule encore adhérent à la partie supérieure droite de la vessie. Lithotritie à Necker, en juin 1896.

2° Persistance d'une fistule pyostercorale. Quelques douleurs. (Annexite double suppurée, 9 septembre 1893).

3° Leucorrhée constante. Douleurs dans les reins.

4° Fistule pariétale (non suppurée, non drainée; cette malade opérée le 15 juin 1893, n'a pas été revue depuis le 11 mars 1894).

5° Moignon douloureux à gauche. Douleurs intermittentes.

6° Pertes abondantes. A dû subir un curettage à Bichat en 1894.

7° Résultat nul. (Ignipuncture d'ovaires scléro-kystiques. Cf. page 24).

8° Utérus douloureux et douleurs à droite. (Ablation d'ovaires scléro-kystiques).

1894. — 9° Petite éventration. Aphonie fréquente.

10° Moignon douloureux, empâté.

11° Troubles nerveux. Troubles congestifs. Douleurs à droite. L'examen est négatif.

12° Ablation unilatérale. Hystérectomie vaginale secondaire, 20 janvier 1896, pour péri-ovarite du côté opposé.

13° Leucorrhée. Indurations dans les régions ovariennes. Douleurs constantes à gauche. Impossibilité absolue de travailler.

14° Gangue inflammatoire autour du fond de l'utérus, surtout à gauche.

15° Résultat nul. Ignipuncture d'ovaires scléro-kystiques. Cf. *suprà*, p. 24.

16° Douleurs dans diverses régions du ventre. (Ablation d'ovaires scléro-kystiques).

1895. — 17° Moignon douloureux et induré à gauche (côté suppuré). La malade avait une annexite double, suppurée à gauche.

18° Persistance d'une fistule abdominale après castration double pour annexite suppurée (non drainée). Noyau inflammatoire à gauche. Métrite. — Le 12 décembre 1896. Hystérectomie vaginale et fermeture de la fistule.

19° Les deux moignons sont douloureux, spontanément et au toucher.

20° Résultat nul (2° intervention. Cf. *suprà*, p. 24).

21° Petite éventration. Quelques pertes tantôt rouges, tantôt blanches.

De ces 21 insuccès, cinq (cas 7, 8, 15, 16, 20) se rapportent à des des lésions scléro-kystiques des ovaires. Nous en avons parlé plus haut et nous n'y reviendrons pas. Cherchons chez les autres malades, combien de fois on doit accuser l'utérus, les pédicules, ou la méthode abdominale elle-même.

Les inconvénients inhérents à la laparotomie sont les chances d'éventration ou de persistance d'une fistule pariétale. Nous trouvons, dans la liste ci-dessus, deux des unes et deux des autres. La première de ces fistules persistait, quoique très petite, neuf mois après l'opération. Nous n'avons pas revu la malade depuis. La seconde n'est apparue que neuf mois après l'opération (8 octobre 1895, août 1896). Un fil profond s'est éliminé et il a persisté un petit trajet fistuleux, qui s'est fermé spontanément plusieurs fois en l'espace de deux mois. Il est maintenant complètement cicatrisé.

Deux malades présentent une légère éventration. L'une a été opérée d'urgence, la nuit à l'hôpital Beaujon. L'autre, opérée le 5 Janvier 1895, d'annexite double suppurée, est la seule, des quatre malades qui ont des ennuis du côté de la cicatrice, à laquelle on ait mis un drain. Ceci, étant donné surtout que M. Hartmann a coutume de drainer en cas d'annexite suppurée, est en contradiction avec l'opinion de M. Pierre Delbet qui accuse le drain abdominal de prédisposer aux fistules et aux éventrations (1).

Une cinquième malade porte, à la partie inférieure de sa cicatrice, l'orifice d'une fistulette pyostercorale. Doit-on faire à la laparotomie un grief de cet accident? Nous ne le croyons pas. On s'est

---

(1) Cette différence tient peut-être à ce que M. Hartmann, faisant une suture à trois étages, ferme plus complètement la paroi que M. Pierre Delbet avec la suture à un seul plan.

trouvé en présence d'une poche suppurée ouverte dans le rectum. Si l'on eut choisi la voie vaginale, la fistule eût existé également; elle se fût ouverte au fond du vagin, au lieu d'aboutir à la cicatrice abdominale. Mince avantage en vérité. La malade en question, très bien portante d'ailleurs, s'est remariée. Une communication établie entre son rectum et son vagin n'eût certes rien ajouté à ses charmes.

Une autre opérée se plaint de troubles nerveux et de poussées congestives dans diverses régions du corps. C'est, croyons-nous la castration elle-même, plutôt que la méthode de castration, qu'il faut rendre responsable de ces petits désordres.

La formation d'un calcul vésical autour d'un fil à ligature de pédicule est une rareté. Nous la signalons comme telle.

Chez toutes les autres opérées incomplètement guéries, on peut accuser des troubles persistants, soit l'utérus, soit les moignons salpingiens, soit les uns et les autres en même temps.

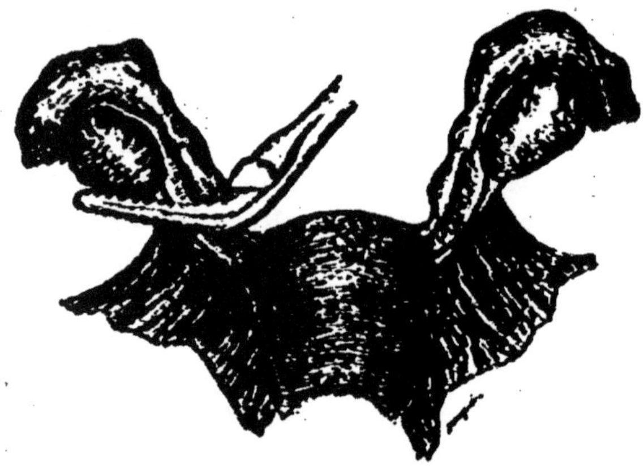

Fig.1. — Annexes isolées et saisies avec la pince à l'endroit du futur pédicule. — On voit sous la pince la portion de trompe qui restera dans le pédicule.

Chez trois opérées (cas 5, 17, 19), les pédicules sont seuls en cause. On peut ajouter même le cas 14. Ce qui porte à 4 le nombre des femmes souffrant de ce chef.

Dans 3 cas (3, 6, 21) c'est de l'utérus seul qu'on a à se plaindre.

« entre des adhérences péritonéales, quand les trompes se sont
« rompues, quand j'ai eu les mains souillées par leur contenu,
« quand le fil est exposé à toucher les annexes elles-mêmes septi-
« ques, je ne fais aucune ligature préalable et je sectionne d'emblée
« le ligament large avec des ciseaux.

« Je commence par le côté externe, et mon aide place des pinces
« sur les vaisseaux à mesure qu'ils sont sectionnés. L'artère utéro-
« ovarienne ne donne presque jamais du côté du pédicule. Le jet
« de sang se produit au contraire sur la tranche de la partie à enle-
« ver, ce qui indique que la circulation se fait de l'artère utérine
« vers l'artère utéro-ovarienne. Ce fait constant montre que l'uté-
« rine est la véritable artère des annexes et de l'utérus à l'état de
« vacuité. L'utéro-ovarienne n'est importante que pour la gesta-
« tion. Bien que cette artère ne donne pas d'ordinaire dans les
« salpingectomies, je la pince et je mets une seconde pince sur les
« grosses veines béantes qu'on voit à côté d'elle.

« Je creuse ensuite la ligne de section pour être bien sûr d'en-
« lever la totalité de l'ovaire, pour ne pas tomber dans le bulbe de
« cet organe et pour éviter de couper plusieurs fois les mêmes
« vaisseaux. En procédant ainsi, on ne rencontre généralement
« aucun vaisseau dans la partie moyenne du ligament large. Puis
« je relève la ligne de section en me rapprochant de la trompe, je
« respecte le ligament rond, très précieux pour bien faire le surjet
« qui terminera l'opération, et en arrivant près de l'angle de
« de l'utérus, je coupe l'utérine dont le jet est fort. Cette artère
« étant peu adhérente est très facile à pincer. Elle est quelquefois
« divisée en deux branches qu'on pince séparément. Enfin je ter-
« mine en sectionnant la trompe, je pourrais dire la corne uté-
« rine. Deux fois j'ai même dû évider cette corne en coin parce que
« la portion intra-utérine de la trompe était dilatée et contenait un
« magma caséeux. Les annexes ainsi enlevées et tous les vaisseaux
« pincés, il y en a en général quatre ou cinq, je me lave les mains, si
« j'ai lieu de croire qu'elles ont été septicisées ; je nettoie soigneu-
« sement toutes les parties qui ont pu être souillées, je cautérise
« l'orifice interne de la trompe et je fais les ligatures.

« 3° *Persistance de la portion interne de la trompe.*

« Quand on fait la ligature du ligament large en masse, on laisse
« toujours un petit moignon de trompe quelque soin qu'on y mette,
« et même si on multiplie les ligatures enchaînées.

« 4° *Adhérences des pédicules avec l'intestin ou la vessie.*

« 5° *Vices de position de l'utérus.*

« Toutes ces causes de douleurs peuvent-elles être évitées? Je le
« crois.

« Il me paraît évident que la manière dont on pratique les lapa-
« rotomies pour salpingite est encore empreinte de la terreur qu'ins-
« piraient autrefois les séreuses. Pourquoi faire, avec des fils énormes,
« des ligatures en masse qui tiraillent le péritoine et les organes
« voisins. L'hémorrhagie est-elle donc si redoutable ? On ne coupe
« que quelques veines et deux artères, l'utéro-ovarienne et la par-
« tie terminale de l'utérine, deux artères dont la plus grosse n'a
« pas la moitié du volume d'une radiale. Pourquoi ne pas procéder
« là comme on fait partout ailleurs : disséquer, sectionner, pincer
« et lier les vaisseaux. C'est ce que je fais depuis quelques mois.

« Après certains tâtonnements transitoires dont le récit serait
« complètement dépourvu d'intérêt, je suis arrivé à la technique
« que voici :

« J'emploie toujours le plan incliné sans lequel l'opération que je
« vais décrire serait à peu près impossible. Les annexes étant libé-
« rées de leurs adhérences et attirées hors du ventre comme d'habi-
« tude, je procède de deux façons différentes suivant les cas. Quand
« les annexes se sont bien libérées sans se rompre, quand j'ai lieu
« de croire que mes mains sont restées bien aseptiques, quand il
« n'existe aucune surface septique qu'on soit exposé à toucher, je
« passe un fil simple avec une aiguille mousse au travers du liga-
« ment large près de son bord externe, de manière à lier d'un seul
« coup le pédicule utéro-ovarien. Puis je sectionne le reste du liga-
« ment large sans faire de ligature préalable, comme je le dirai
« tout à l'heure.

« Quand, au contraire, j'ai dû crever des kystes séreux compris

« sont les suivants : 1° la facilité à glisser ; 2° la difficulté et dans
« quelques cas l'impossibilité d'enlever en totalité l'ovaire ou la
« trompe ; 3° le fait que le ligament large est plissé et rendu plus
« tendu que normalement, ce qui peut être une cause de douleur
« et de gêne ultérieure ; 4° enfin l'étranglement inutile d'une
« grande quantité de tissus. Toutes ces objections peuvent être
« évitées par la ligature isolée de l'artère utéro-ovarienne d'une
« part contre la paroi pelvienne, d'autre part contre la corne uté-
« rine. Cette seconde ligature peut comprendre la trompe dans le
« cas où celle-ci est saine au niveau de son isthme ; elle peut être
« placée au dessous de la trompe dans le cas où il est nécessaire
« d'exciser la trompe de la corne utérine. Ordinairement il n'y a pas
« d'hémorrhagie de la portion intermédiaire du ligament large ;
« au cas où surviendrait un saignement, on peut l'arrêter facile-
« ment soit par une ligature isolée, soit par un surjet à la soie fine
« réunissant les deux feuillets péritonéaux. Les avantages de cette
« méthode sont de placer les ligatures sur des vaisseaux occupant
« leur situation normale, ce qui supprime toute tendance à la ré-
« traction ou au glissement. Un minimum de tissu est inclus dans
« la ligature. Tout le tissu ovarien peut être excisé. Il n'y a aucune
« traction anormale. J'emploie ce mode de ligature depuis deux
« ans, et je suis frappé, depuis cette époque, de voir l'absence de
« toute douleur chez mes malades au moment où elles se lèvent,
« ce qui n'arrivait pas lorsque j'utilisais la ligature en masse. »

M. Pierre Delbet en novembre 1896 défend les mêmes idées (1) :

« Je crois, dit-il, que les douleurs qui persistent après la lapa-
« ratomie peuvent être attribuées aux causes suivantes :

« 1° *Striction et tiraillement des pédicules* par les ligatures en
« masse.

« 2° *Infection légère des fils*, pas assez violente pour amener des
« accidents graves, mais suffisante pour déterminer la formation
« d'exsudats.

(1) Pierre Delbet. De l'ablation abdominale des annexes sans ligature préalable. *Annales de Gynécologie*. 1896, II, 537.

Enfin dans les cas 13 et 18, les deux éléments concourent à rendre
la guérison incomplète.

Une seule malade enfin a dû, après l'ablation d'un de ses ovaires,
subir une deuxième intervention pour lésions du côté épargné.

Bardenheuer (1), de son côté, sur 14 hystérectomies secondaires,
a été décidé à intervenir 12 fois par des troubles dépendant de
l'utérus seul (pertes blanches ou hémorrhagies) ; deux fois seulement il a opéré pour enlever des pédicules douloureux.

On savait depuis longtemps que les pédicules annexiels laissés
à la corne utérine faisaient assez fréquemment souffrir la malade.
En 1893, lorsque nous étions son externe, M. Bouilly nous faisait
remarquer combien il prenait soin de faire la ligature le plus près
possible de l'utérus, presque sur la corne utérine elle même. Cette
précaution était encore insuffisante. Nous avons vu, le 12 février
1896, à Bichat, faire par M. Hartmann, une hystérectomie vaginale à une femme, Eugénie R..., laparotomisée deux fois, antérieu-
rement, par M. Bouilly. Cette femme avait continué à souffrir.
L'utérus enlevé, on trouva adhérente à la corne gauche une petite
masse polykystique, reconnue d'ailleurs à l'examen clinique.

La ligature isolée des vaisseaux, tel est le seul moyen d'éviter de
pareils désagréments.

« Lorsqu'on enlève une trompe, écrit Coplin Stenson (2), il faut
« l'extirper complètement sans laisser de moignon, procéder par
« énucléation, rejeter les grosses ligatures non résorbables, la cau-
« térisation, et se contenter, si quelques vaisseaux donnent, de les
« lier isolément ».

Voici maintenant ce que dit Ch. B. Penrose (3) de la ligature
dans l'oophorectomie : « Les inconvénients de la ligature en masse

(1) Bardenheuer. — Loco-citato, p. 461-463, n° juillet 1896.
(2) Coplin-Stenson. — Removal of a Tubo-ovarian. Abcess (Left) and an Ova-
rian Cyst-and Tube (right) by Enucléation, without Ligature, Clamp or Cautery.
— (Medic. Record, février 1897. p. 230).
(3) Penrose Charles B. — The ligature in oophorectomy. Annals of surgery.
— Philadelphia, 1896. T. II, p. 35.

« Il reste alors une plaie longitudinale étroite qui va de la corne
« utérine au détroit supérieur; — je la ferme par un surjet. En
« dedans, le ligament rond est très utile pour recouvrir la partie
« interne de la plaie.

« Chaque point de ce surjet est passé à la manière de Lembert
« pour obtenir un bon affrontement séro-séreux de telle sorte
« qu'il ne reste aucune surface cruentée et que toutes les ligatures
« soient enfouies sous le péritoine. »

Ce procédé d'extirpation des annexes présente, pour M. Pierre
Delbet, les avantages suivants :

« 1°. — Il permet d'enlever la totalité de la trompe sans laisser le
« moindre moignon. C'est là un point très important.

« 2°. — Il supprime les tiraillements produits par les ligatures en
« masse. Aussi les douleurs post-opératoires sont-elles à peu près
« nulles.

« 3°. — Il supprime une cause réelle d'infection des fils, le contact
« avec les mains septiques ou avec la trompe rompue. Or l'infection
« des fils peut être une source d'accidents graves ou, du moins dans
« les formes atténuées, de douleurs persistantes.

« 4°. — Il supprime toute surface cruentée et diminue d'autant les
« chances de formation d'adhérences. Après la ligature en masse, il
« reste un pédicule souvent assez gros, quelquefois très volumineux
« dont la surface cruentée est toute disposée à contracter des adhé-
« rences ».

Ce procédé, employé avant M. Pierre Delbet, par Coplin Stenson (1),
Penrose (2), et Dunning (3), simultanément par Kreutzmann (4), est
devenu maintenant la pratique constante de notre maître, M. Hartmann, dans les cas où il n'enlève qu'un seul côté.

(1) Cf. suprà, p. 3.
(2) Cf. suprà, p. 3.
(3) L. H. Dunning, Am. Jour. of. Obstet., 1898, II. 493.
(4) Kreutzmann. — The retroperitoneal treatment of the pedicle in ovario-
tomy and in salpingo-oophorectomy. — Am. J. of. Obstetrics, 1898, II, 830.

DEUXIÈME PARTIE

La Castration abdominale totale dans les annexites.

Si toutes les laparotomisées dont la guérison est imparfaite souffraient de leurs pédicules tubaires, et ne souffraient que d'eux — la suppression de tout moignon pourrait suffire à améliorer les résultats de la salpingectomie. Nous avons vu que souvent l'utérus devait être incriminé, presque toujours même, si l'on s'en rapporte à la série de Bardenheuer (cf. *supra* page 30). Il faut donc le supprimer.

CHAPITRE PREMIER

Indications de la castration abdominale totale suivant différents chirurgiens.

Il n'entre nullement dans nos intentions d'enregistrer les très diverses façons dont les chirurgiens américains envisagent l'opportunité de l'ablation de l'utérus. M. H. Delagénière, dans sa communication au Congrès à Lyon (1894), expose ainsi les opinions des différents opérateurs des Etats-Unis.

Krug se fait une opinion en opérant tantôt par l'ancienne méthode (castration simple), tantôt par la nouvelle, plus radicale (castration totale).

Il peut ainsi comparer les résultats entre eux et se convaincre si bien de la supériorité de la castration totale, qu'il applique aujourd'hui cette méthode à tous les cas. Pour lui, on doit enlever l'utérus lorsque les annexes doivent être enlevées.

Hanks, de New-York, généralise moins que Krug; pour lui, l'utérus doit être enlevé en même temps que les annexes dans trois cas:

1° Dans les cas de pyo-salpinx quand il est probable que l'utérus est atteint d'endométrite chronique ou purulente;

2° Dans les métrites ou périmétrites puerpérales suppurées.

3° Dans les salpingites suppurées lorsque l'utérus, les trompes et les ovaires sont malades, ectopiés, et enfouis dans les pseudo-membranes.

Pour Gill Wylie, de New-York, on ne doit sacrifier la matrice en même temps que les annexes que lorsque l'utérus est atteint de cancer ou d'un néoplasme malin, quand il renferme des fibromes, quand il est atteint d'une affection incurable par les moyens ordinaires, ou lorsqu'il est infecté; enfin, comme règle générale, lorsque la malade a dépassé trente-cinq ans. D'après cet auteur, l'ablation de l'utérus à cette période de la vie n'a pas les mêmes inconvénients que lorsqu'elle est pratiquée dans la jeunesse. Dans ce dernier cas, l'absence de l'utérus porterait atteinte au sens génésique, qui serait au contraire conservé dans la castration simple.

Henry Byford, de Chicago, pose la question de cette façon: Enlevez l'utérus dans les cas où l'opération présentera plus de sécurité, en l'enlevant avec les annexes, que si on se contentait d'enlever ces dernières annexes seulement. Enlevez-le encore s'il ne peut pas être guéri sans être enlevé.

Georges Edebohls, de New-York, ne reconnaît que deux indications: l'utilité de drainer par le vagin dans le cas de gros abcès pelviens, et l'impossibilité de guérir l'utérus soit par le curettage, soit par une ventro-fixation.

Joseph Janvrin, de New-York, admet l'opération lorsque l'utérus peut devenir dangereux par lui-même ou lorsqu'il est le siège d'une maladie incurable.

Pour Gordon, du Maine, dans les affections limitées aux ovaires, on peut laisser l'utérus, mais encore s'il n'est pas malade et ne contient pas de fibromes.

Pryor, de New-York, prétend que les moyens palliatifs donnent des résultats aussi bons que la castration simple, mais que, lorsqu'il est indiqué d'enlever les annexes, on doit aussi enlever l'utérus, qui n'a plus sa raison d'être.

« Nous n'avons pas, ajoute M. Delagénière, la prétention de formuler les indications de la castration totale d'une façon définitive; nous exposerons seulement notre opinion actuelle fondée sur l'étude des cas d'insuccès thérapeutiques que nous avons eus dans notre pratique avec la castration simple. Ces insuccès ont été observés dans les cas de phlegmon chronique des ligaments larges, dans le cas de rétroversions adhérentes avec annexites suppurées, dans les gros pyosalpinx fistuleux, enfin, et surtout dans les cas de métrites anciennes parenchymateuses et de métrites hémorrhagiques.

« Il résulterait de ce qui précède qu'en principe nous admettons la castration abdominale totale dans les cas suivants:

« 1° Métrite intense purulente ou hémorrhagique;

« 2° Affection néoplasique de l'utérus, qu'il s'agisse d'un cancer, d'un sarcome, décidaome, ou d'une tumeur bénigne, fibromes même très petits;

« 3° Rétroversion utérine lorsque les annexes doivent être sacrifiées;

« 4° Phlegmon chronique ou aigu des ligaments larges lorsque les annexes sont sacrifiées;

« 5° Tous les cas de salpingites (hydro, hémato, pyosalpingites) lorsqu'il y aura concomitance d'une affection utérine non curable par un simple curettage;

« 6° Tous les cas où il existe des foyers de pelvi-péritonite, où des pseudo-membranes autour de l'utérus;

« 7° Chaque fois qu'on ne sera pas certain de pouvoir enlever les annexes en totalité par l'opération de Péan.

« 8° Quand, au cours de l'opération, l'utérus aura été dépouillé de partie ou totalité de son péritoine.

« Ainsi qu'on peut s'en convaincre, dans presque tous les cas, ce ne sera que lorsque le ventre aura été ouvert que la décision sera prise. Le toucher vaginal et l'examen au spéculum ne pourront donner des signes de certitude que dans un nombre restreint de cas (présence d'un cancer du col, de corps fibreux, l'existence de poches purulentes haut situées, l'immobilisation de l'utérus).

« La plupart du temps on n'aura que des signes de présomption (écoulement de pus par le col, métrorrhagies, utérus volumineux en rétroversion, annexes sensibles et grosses).

« Lorsque le ventre sera ouvert, les indications devront se tirer de l'étendue et de l'importance des adhérences de l'intestin à l'utérus, de l'état des annexes qui devront être reconnues malades des deux côtés. Il sera, dès lors, facile d'appliquer les règles que nous avons énoncées.

« Nous les résumerons ainsi : La castration abdominale totale est indiquée chaque fois que, le ventre ouvert, les annexes devront être sacrifiées des deux côtés et que l'utérus sera atteint d'une affection incurable ou qu'il aura été le point de départ de l'affection des annexes.

« Comme contre indication, nous ne voyons que l'état de faiblesse de la malade, l'opération devant toujours être relativement longue (1). »

Schauta enlève l'utérus en même temps que les annexes, lorsqu'il est affecté de gonorrhée. Mais le plus souvent, dans les cas légers, les pyosalpinx peu adhérents, il fait l'hystérectomie vaginale.

Fritsch extirpe également l'utérus quand il est atteint de gonorrhée et aussi quand il est en tout ou en partie dépouillé de son péritoine par la décortication des tumeurs annexielles.

Pour Bardenheuer, l'utérus sans ovaires est toujours inutile, souvent nuisible. Pas une fois il ne l'épargne.

Notre maître, M. Hartmann, est de l'avis de Bardenheuer et se fait une règle de ce qui, pour M. Richelot, demeuré fidèle à la méthode vaginale, n'est qu'une exception.

(1) DELAGÉNIÈRE. — Congrès de Lyon. — 1891.

CHAPITRE II

Manuel opératoire (1).

1° Procédé de Delagénière. — 2° Procédé de Richelot. — 3° Procédé de Hartmann. — 4° Procédé de Bardenheuer.

I. — Procédé de Delagénière.

« *Incision.* — L'ouverture abdominale n'offre rien de spécial. La plupart du temps, ce n'est qu'au cours de l'opération que l'on décidera l'ablation de l'utérus en même temps que celles des annexes. On fera donc une incision ordinaire, médiane, sous-ombilicale, de 7 à 8 c. Par cette incision, on isolera les annexes et on les enlèvera. Si l'extirpation de l'utérus est jugée nécessaire, on prolongera l'incision *en bas*, vers le pubis, autant que cela sera possible. En effet, l'isolement de l'utérus de la vessie est un point important de l'opération pour lequel il ne faut pas être gêné, et qui se trouvera singulièrement simplifié, si l'incision est prolongée très bas. De même, la section vaginale et l'hémostase des parties profondes seront facilitées. Si on se trouve en présence d'adhérences très nombreuses, de l'intestin aux annexes, si les parties à enlever sont volumineuses, si les parois abdominales sont très épaisses, on devra prolonger aussi l'incision en haut de 1 ou 2 c., en contournant l'ombilic du côté où se tient l'opérateur. Presque toujours, il suffira de contourner l'ombilic dans la moitié de sa circonférence, de sorte que l'incision, dans son ensemble, ressemblera à un 7 retourné (Γ) disposition qui donne beaucoup de jour et de place pour agir dans le bassin.

« *Isolement et ablation des annexes.* — Cette partie de l'opération ne diffère en rien de l'isolement habituel des annexes. On devra

(1) Nous ne pouvons décrire les divers procédés existant en Amérique. On les trouvera longuement exposés dans le mémoire de Cushing (de Boston), *Evolution de l'hystérectomie abdominale et de l'extirpation totale de l'utérus en Amérique*. — (Traduit en Allemand par Kippenberg in *Monatsschrift für Geburtshülfe und Gynækologie*, juin 1895, p. 619).

agir avec méthode, pour éviter toute perte de temps inutile, l'opération devant toujours être longue.

« S'il existe des adhérences à la paroi, on devra les rompre dans une étendue suffisante, pour permettre l'accès du bassin en bas et le refoulement des masses intestinales en haut. On cherchera alors, comme point de repère, le fond de l'utérus ; puis on procédera à l'isolement de l'épiploon et des anses intestinales. L'épiploon sera détaché de toutes ses adhérences ; si des vaisseaux contenus dans son épaisseur sont déchirés, l'hémostase devra en être faite de suite, en prenant soin de réséquer les parties adhérentes. Ainsi libéré et ligaturé, l'épiploon est refoulé vers la cavité abdominale. Les anses d'intestin seront à leur tour détachées avec méthode, isolées complètement et examinées. On remédiera immédiatement à toutes les lésions qu'on constatera : blessures de la séreuse viscérale, blessures de vaisseaux, ouverture ancienne ou récente de l'intestin ; puis les anses seront refoulées en bloc vers le ventre. On les protégera avec des compresses stériles, qu'on disposera de façon à empêcher tout écoulement de liquide, venant du bassin, dans les flancs et la cavité péritonéale. A cet effet, une compresse de lint sera étalée sur la ligne médiane, depuis le fond du cul-de-sac de Douglas jusqu'à l'angle supérieur de la plaie ; deux autres compresses, montées sur des pinces courbes sur champ, sont placées ensuite, chiffonnées, à gauche et à droite dans les flancs. A partir de ce moment, jusqu'à la fermeture de la paroi, il ne sera plus question des anses intestinales qu'on ne reverra plus.

« L'isolement et la pédiculisation des annexes se feront comme s'il s'agissait d'une extirpation simple. Bien souvent même, ce ne sera que pendant cet isolement que l'on prendra la décision d'enlever l'utérus.

« Si la castration totale est décidée, il ne sera pas utile de pousser l'isolement et surtout la pédiculisation aussi loin ; il suffira de pouvoir placer une pince en dehors et une en dedans des annexes à enlever, ainsi que le montre la *Fig.* 2 ci-après.

« Le placement de ces pinces se fera de la façon suivante. On déterminera d'abord approximativement en avant et en arrière le point par où devra passer le tracé de la future collerette, et le point de repère indispensable pour ce tracé est le lieu où se fait la réflexion du péritoine qui passe de la face antérieure de l'utérus sur la vessie. Cette réflexion se reconnaît à une ligne d'aspect blanc nacré qu'on pourra presque toujours trouver facilement. C'est au-dessus de cette ligne, environ à 2 cent., que partira le tracé de la collerette, et c'est jusqu'à ce niveau environ que les ligaments larges pourront et devront être sectionnés.

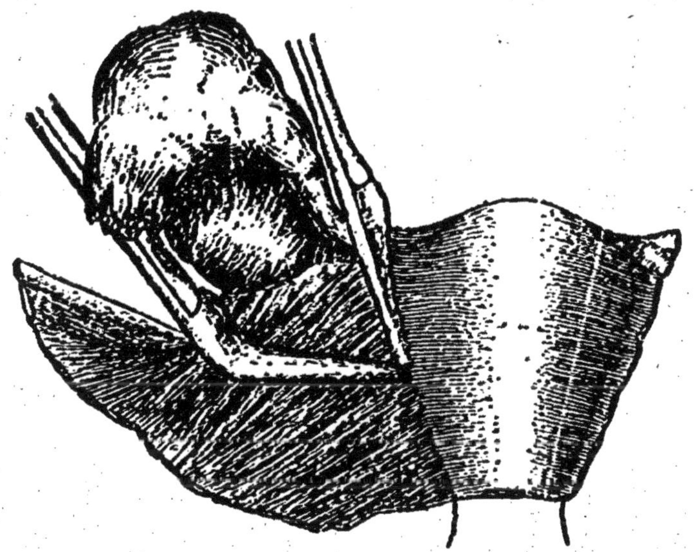

Fig. 2. — Les annexes sont isolées; une pince coudée placée à cheval sur le ligament large; le bec arrive au ras de l'utérus sous le bec d'une pince hémostatique placée de champ sur la corne utérine et longeant le bord utérin.

« En effet, cette section est possible, car on n'a pas à craindre la blessure de l'uretère, même dans les cas exceptionnels où ce conduit se porte entre les feuillets du ligament large pour atteindre la vessie, car, dans ces cas, il se porte obliquement en bas et jamais on ne le rencontre dans la moitié supérieure et interne du ligament.

Elle est en outre indispensable pour permettre l'énucléation facile du segment inférieur de l'utérus hors de la collerette.

« Lorsqu'on a ainsi déterminé approximativement le futur tracé de la collerette, on placera les pinces comme il suit. Saisissant avec les doigts les annexes d'un côté et les tenant soulevées, on place, à cheval sur le bord libre du ligament large et en dehors des annexes, une pince clamp coudée qui saisira le ligament large jusqu'à son insertion sur le bord de l'utérus, à la hauteur environ de la future collerette. Tenant toujours les annexes soulevées, une deuxième pince droite est placée verticalement sur l'angle utérin, saisissant

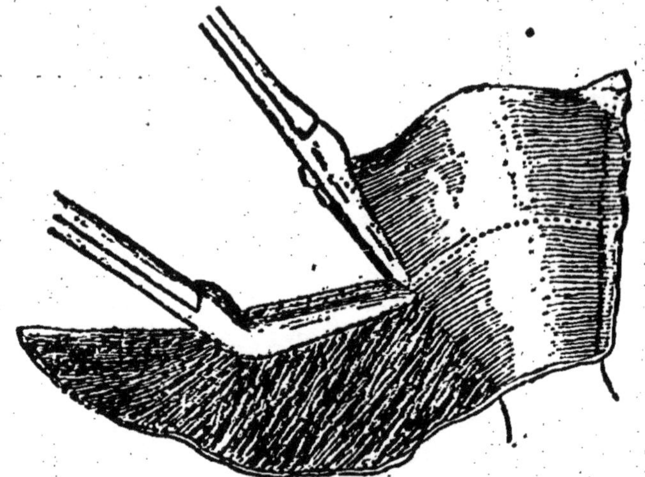

Fig. 3. — Même figure. Les annexes ont été excisées entre les pinces. — Ligne ponctuée montrant le tracé de la collerette partant entre les becs des 2 pinces.

l'origine de la trompe, le ligament de l'ovaire et le ligament rond et arrivant jusqu'à la rencontre de la pince coudée. Les annexes et leurs ailerons seront donc contenus entre ces deux pinces et il suffira, dès lors, de pratiquer deux incisions qui suivront les mors de ces pinces pour enlever les annexes avec leur contenu septique et leurs poches purulentes. »

Lorsque les annexes seront ainsi enlevées de chaque côté, l'utérus se-trouvera libéré dans son tiers supérieur, ainsi que le montre la figure précédente (*Fig.* 3).

Tracé de la collerette. — « Nous désignons sous le nom de collerette la portion du péritoine utérin d'où l'utérus sera énucléé et avec lequel la cavité péritonéale sera refermée à la fin de l'opération. L'utérus sera saisi avec une pince à griffes et tenu soulevé. Entre les becs des deux pinces, continuant la direction de la pince horizontale et rasant l'extrémité de la pince verticale, on fera partir une incision horizontale (Voir *Fig.* 3) tout autour de l'utérus, de façon que le tracé de l'incision passe en avant à 1 cent. ou 1 cent. et demi au-dessus de la vessie, latéralement entre les mors des

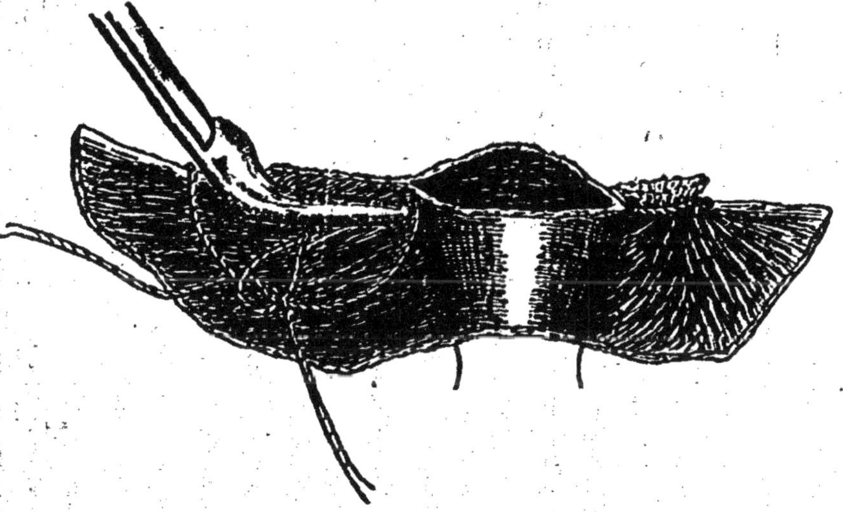

Fig. 4. — La collerette est disséquée, l'utérus enlevé. Un fil à boucle passée est placé sous la pince pour lier en pédicule le ligament large amputé. De l'autre côté, le nœud est terminé et la pince enlevée.

pinces, enfin en arrière plus ou moins bas, suivant qu'il y a ou non intérêt à supprimer une partie de cette moitié postérieure de la collerette, comme cela sera le cas si, en décortiquant les annexes, on a plus ou moins dénudé la face postérieure de l'utérus. L'incision doit être faite superficielle, mais elle doit cependant atteindre les couches musculaires; sans quoi on s'exposerait à déchirer la collerette pendant sa dissection, ce qui compliquerait inutilement la fermeture ultérieure du péritoine.

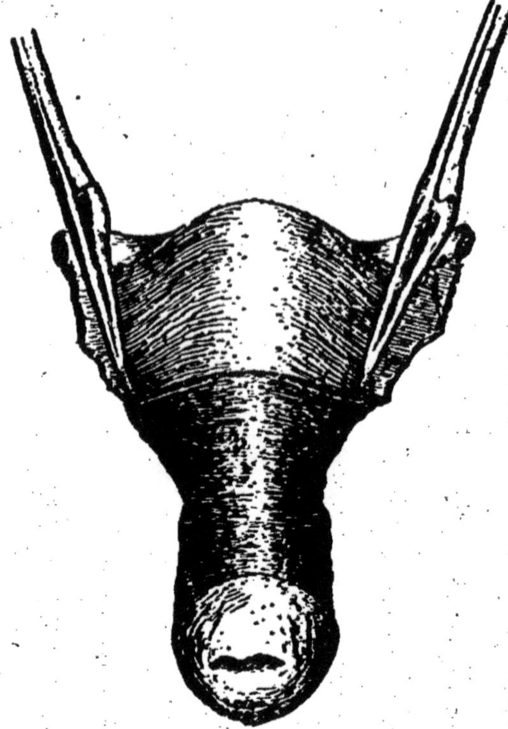

Fig. 8. — L'utérus une fois enlevé, les deux pinces verticales sont restées sur la pièce. Le fond de l'utérus est resté couvert de péritoine.

« *Dissection de la collerette.* — Cette dissection très importante devra se faire lentement, avec le doigt aidé, de temps à autre, par un instrument tranchant. Les bords de la collerette seront repérés avec des pinces, ce qui facilitera le décollement surtout en avant. Le doigt devra toujours suivre le muscle utérin avec sa face palmaire, l'ongle ne devant intervenir dans le décollement qu'en agissant directement sur le muscle utérin. La vessie et les uretères seront décollés en avant ; sur les côtés il sera inutile de se préoccuper des ligaments larges qui se trouvent d'eux-mêmes écartés ; mais il sera utile, en se rapprochant du col, d'empiéter un peu sur le muscle utérin, pour ne pas être gêné par des blessures successives de l'artère utérine et de l'arcade qui relie cette artère à l'utéro-ovarienne. Près du vagin, l'artère utérine devra être sectionnée, puis saisie avec une pince. En arrière, il n'y a pas d'organe important à blesser ; mais en revanche l'adhérence du péritoine à l'utérus est plus intime et la formation de la collerette plus difficile. Dans certains cas, lorsque la décortication des annexes a été difficile et a nécessité des traumatismes du péritoine qui tapisse la cavité de Douglas, on peut avoir intérêt à supprimer la paroi postérieure de la collerette dans sa totalité ou en partie. L'occlusion du bassin se fera alors surtout aux dépens de la paroi antérieure de la collerette.

« *Ouverture et section du vagin.* — C'est un point délicat de l'opération : on n'a pas de repère fixe et on doit agir par tâtonnements. Les tampons que l'on a placés pour distendre le vagin et les culs-de-sac pourront servir de guides ; cependant il ne faudra pas trop compter sur eux pour ouvrir le vagin au moment propice. Lorsqu'on les rencontrera, il sera *beaucoup trop tard ;* on aura déjà isolé le vagin dans une partie de son étendue. En effet, la traction constante, exercée sur l'utérus pendant la dissection de la collerette et les pressions faites avec le doigt qui isole cette collerette, auront éloigné les tampons des culs-de-sac vaginaux. Pour ouvrir le vagin, nous nous adressons au cul-de-sac postérieur, en glissant le doigt le long du col dénudé d'une part, et en imprimant d'autre part un mouvement de torsion à l'utérus. Nous arrivons ainsi à nous rendre compte *si nous sommes assez près du vagin.* Si nous nous croyons assez près, avec le bistouri dirigé verticalement, le tranchant sur le col disséqué, nous ponctionnons le vagin. Nous agrandissons ensuite l'orifice, de façon à y introduire l'index ; puis, rapidement, avec des ciseaux courbes, nous détachons le vagin du col et nous enlevons l'utérus.

« C'est dans le but de faciliter cette recherche du cul-de-sac vaginal postérieur dans l'hystérectomie abdominale totale pour fibromes que Eastman (d'Indianopolis) imagina une sorte de sonde coudée terminée par une petite barre transversale et avec laquelle un aide faisait facilement saillir le cul-de-sac. Chrobak, de Vienne, emploie un instrument analogue. On pourrait aussi bien se servir d'une pince coudée introduite par la vulve avant l'opération ; mais nous pensons qu'avec un peu d'habitude en pourra se dispenser de cette manœuvre vaginale qui, malgré sa simplicité, constitue toujours une petite complication.

« Lorsque le vagin sera sectionné tout autour du col, on placera des pinces de repère sur sa surface de section. Il sera bon alors de procéder à un nettoyage du fond de la plaie avec de la solution phéniquée forte et de placer dans le vagin, par le ventre, un nouveau tampon de gaze iodoformée. On procédera ensuite à l'hémostase.

« *Hémostase.* — L'hémostase constitue une des parties les plus délicates et les plus importantes de l'opération. Elle sera toujours longue et nécessitera de la patience de la part de l'opérateur. Après quelques tâtonnements, nous nous sommes arrêté à la pratique suivante, afin d'éviter toute perte de temps. En avant et en arrière, nous plaçons deux fils destinés à réunir le vagin au bord libre de la collerette. Nous prenons bien soin de laisser libres les parties latérales, au niveau de l'insertion des ligaments larges pour permettre un facile drainage des ligaments larges dans le vagin. Nous nous contentons à ce niveau de placer un fil sur l'artère utérine et à lier séparément les vaisseaux qui ont été sectionnés. Il faut habituellement 2 ou trois ligatures de chaque côté. Ces ligatures se font facilement, grâce au plan incliné, qui laisse accessible le champ opératoire ; on devra passer, avec l'aiguille de Reverdin, chaque fil dans les tissus avoisinant l'artère, afin d'éviter son glissement.

« Il restera alors, de chaque côté, à faire le pédicule du ligament large, qui contient l'artère utéro-ovarienne et qui a été sectionné sur la pince coudée au début de l'opération. Nous faisons ce pédicule comme tous nos pédicules abdominaux, de la façon suivante, que nous désignons sous le nom de *nœud à boucle passée*.

« Les annexes ou la pince qui tient le pédicule sont confiés à l'aide dont le rôle unique consistera à les maintenir sans avoir à exécuter le moindre mouvement. Une grosse soie plate, longue de 30 centimètres environ, est passée derrière le pédicule. Celui-ci est traversé en son milieu par une aiguille de Réverdin mousse, avec laquelle on saisit le milieu du fil qu'on attire en boucle à travers le pédicule. Cette boucle doit avoir une longueur de 2 ou 3 centimètres. Prenant alors successivement les deux chefs du fil, on les passe dans l'intérieur de la boucle en les croisant et en les nouant. Le nœud est dès lors terminé ; il suffit de tirer très vigoureusement sur les chefs du fil pour étreindre le pédicule. Le premier nœud est ainsi fait dans l'intérieur de la boucle ; le deuxième se fera en dehors de cette même boucle.

« Comme on le voit, ce nœud à boucle passée est fait avec un seul fil, en une fois, par l'opérateur *seul* ; le pédicule est traversé en son milieu et partagé en 2 moitiés qui se trouvent également serrées, en outre la traction sur les chefs des fils est horizontale, au lieu d'être verticale, comme dans le nœud de Lawson Tait.

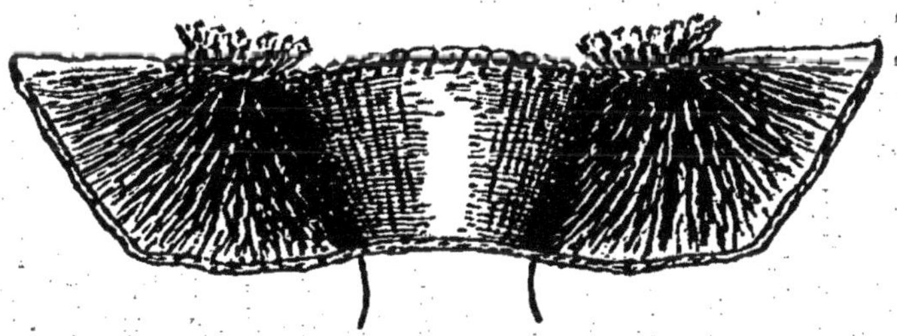

Fig. 6. — Les deux pédicules sont liés et la collerette est suturée au moyen d'un surjet, qui adosse ses surfaces séreuses, de sorte que le péritoine se trouve complètement clos.

« Lorsque les pédicules sont terminés de chaque côté, la collerette reste seule béante au centre du bassin.

4

« *Toilette du péritoine et fermeture de la collerette.* — Dans la très grande majorité des cas, on devra fermer complètement la cavité péritonéale et suturer la paroi antérieure de la collerette à sa paroi postérieure. Dans certains cas rares, lorsque des parties de poches suppurées n'auront pas pu être enlevées, lorsque des fistules rectales auront dû être suturées, on devra laisser la collerette béante et pratiquer le drainage vaginal. Dans ce cas on invaginera autant que possible la collerette en réunissant ses bords libres aux bords du vagin et on drainera avec la gaze iodoformée que l'on disposera en partie dans le bassin, en partie dans la collerette invaginée et en partie dans le vagin. Ce drainage vaginal sera toujours exceptionnel. La règle sera de fermer la collerette ; ce qu'on réalisera au moyen d'un surjet.

« Ce surjet partira de chaque côté des pédicules utéro-ovariens, fermera d'abord la portion du ligament large qui aura pu glisser sous la pince, puis la collerette elle-même (Voir *Fig.* 6).

« La toilette proprement dite du péritoine sera très simple *si les compresses protectrices ont été bien placées.* Il suffira en effet de retirer ces compresses avec précaution ; au-dessous les anses d'intestin seront parfaitement propres.

« *Fermeture de la paroi et drainage.* — Lorsque la collerette est fermée, la cavité péritonéale se trouve parfaitement close. Nulle part il n'existe des parties cruentées dépourvues de péritoine, si ce n'est les deux pédicules de l'artère utéro-ovarienne. Or ces pédicules n'ont ici aucune importance, puisqu'ils ne contiennent dans leur épaisseur, aucune partie infectée. Néanmoins la décortication de l'utérus, les frôlements du péritoine pelvien pourront être cause d'une exsudation plus ou moins considérable de liquide dans la cavité péritonéale et c'est pour nous prémunir contre les accidents que pourraient occasionner ces liquides, que nous pratiquons le drainage abdominal. Un gros drain de 12 à 18 millimètres de diamètre est placé dans la partie la plus déclive du cul-de-sac de Douglas, en arrière de la collerette, puis il est fixé dans l'angle inférieur de la plaie. La paroi sera ensuite fermée à 3 étages,

— 51 —

d'après les règles que nous avons formulées pour la fermeture de la paroi sur le plan incliné. Un premier surjet au catgut sera fait sur la séreuse, de l'ombilic vers le pubis; un deuxième surjet sera fait sur l'aponévrose ; enfin la peau sera réunie par des crins de Florence.

« *Pansement et soins consécutifs.* — Le pansement n'offre rien de spécial ; c'est celui de toute laparotomie drainée. Nous saupoudrons la plaie avec de la poudre d'iodoforme, puis appliquons par dessus des sachets composés d'acide borique porphyrisé et de magnésie, et nous recouvrons le tout d'une forte couche d'ouate stérilisée à l'étuve sèche.

« Aussitôt l'opération terminée, nous enlevons une partie des tampons vaginaux pour rendre la miction possible et permettre l'usage immédiat des injections vaginales de sublimé. Ces injections seront répétées 3 fois par jour sur les tampons ; elles sont surtout destinées à favoriser l'écoulement facile, par le vagin, des liquides sécrétés par la face cruentée de la collerette. Au bout de 8 jours, ces tampons seront complètement supprimés.

« Le drain sera enlevé au bout de 24 heures ou 48 heures. Il sera définitivement supprimé, s'il n'y a pas d'écoulement sanguin par la plaie. Dans le cas contraire, on le remplacera par un petit drain qu'on laissera en place 48 heures au plus.

« Suivant la méthode anglaise, nous purgeons nos laparotomisées dès le lendemain de l'opération. Nous employons le citrate de magnésie à doses fractionnées jusqu'à effet.

« Le 8e jour, les crins de Florence sont retirés. Le 17e jour, la malade se lève pour la première fois. Le 21e jour, on la considère comme guérie opératoirement, et on la soumet, suivant son état, à un régime reconstituant (1). »

(1) H. DELAGÉNIÈRE. — *Archives provinciales de Chirurgie*, mars, 1895.

2. — Procédé de Richelot

En cas d'annexite, M. Richelot se contente d'apporter quelques modifications à son procédé définitif (1) d'hystérectomie contre les fibromes utérins.

« Après la mise à nu de l'appareil utéro-ovarien (*Fig.*7), il s'agit de l'attaquer de bas en haut. Il faut tailler et refouler dans le petit bassin un lambeau péritonéal antérieur, puis s'assurer de l'utérine en plongeant une pince longuette dans le tissu paramétrique pour la saisir. (*Fig. 8.*)

« L'hémostase provisoire ainsi faite, je prends une pince à disséquer, des ciseaux, et j'attaque l'insertion vaginale ; je coupe obliquement, au jugé, en pénétrant un peu dans le tissus utérin, et j'ouvre ainsi le cul-de-sac antérieur. Aussitôt que l'ouverture est assez grande, je saisis le museau de tanche avec une pince à traction et je le sors du vagin en fléchissant le segment supérieur ; ce qui me permet d'achever peu à peu l'incision circulaire et de libérer le col entièrement (*Fig. 9*).

« La manière d'enlever les annexes dépend de leur volume et de leur disposition. Après avoir continué la section au ras de l'utérus, il est utile de déchirer le feuillet antérieur du ligament large, de couper le ligament rond d'entrer dans le tissu paramétrique, de sectionner quelques tractus fibreux tout près de la poche purulente, de glisser entre elle et la paroi pelvienne pour aller couper le bord supérieur du ligament large en dehors des annexes. Pour faire céder les adhérences profondes, décollez de bas en haut, vous avez des chances pour voir la trompe s'énucléer sans rupture. Décollez de bas en haut, pour respecter jusqu'au dernier moment la ligne d'adhérence la plus élevée, et pour que la rupture se fasse du côté du petit bassin (*Fig. 10*).

« Si la rupture a lieu, je conseille de faire un lavage limité à la cavité pelvienne, pour entraîner rapidement les matières septi-

(1) RICHELOT. — *Revue de Gynécologie et de Chirurgie abdominale* (n° 2. Mars-Avril 1897).

ques, plutôt que de laisser les surfaces péritonéales souillées jusqu'à

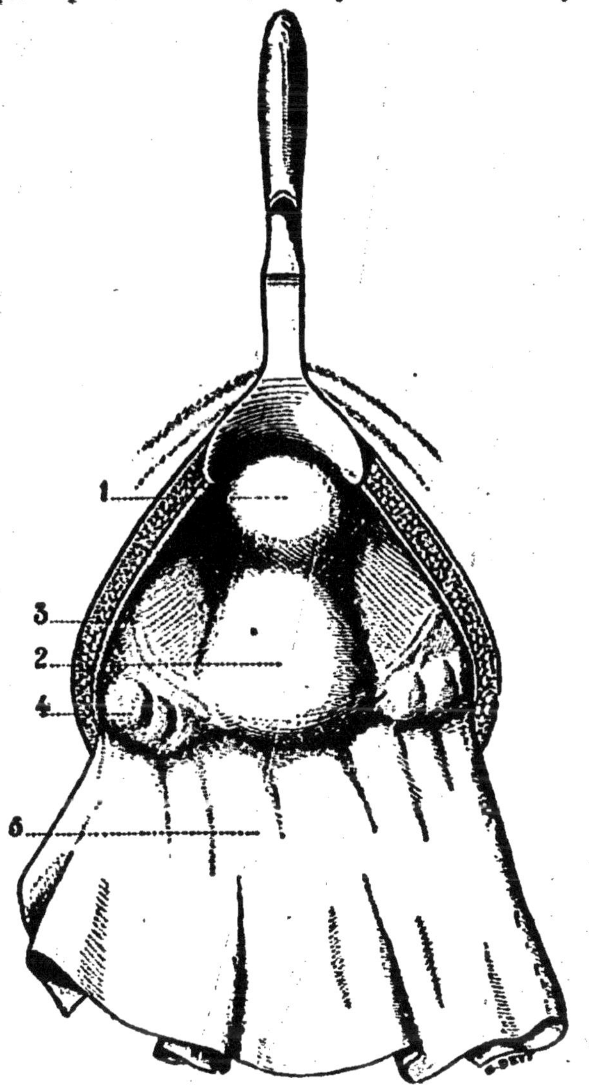

Fig. 7. — 1, vessie. — 2, utérus. — 3, ligament rond. — 4, pyosalpinx. — 5, compresses protégeant l'intestin.

la fin de l'opération. Quand on a détaché les annexes d'un côté, on

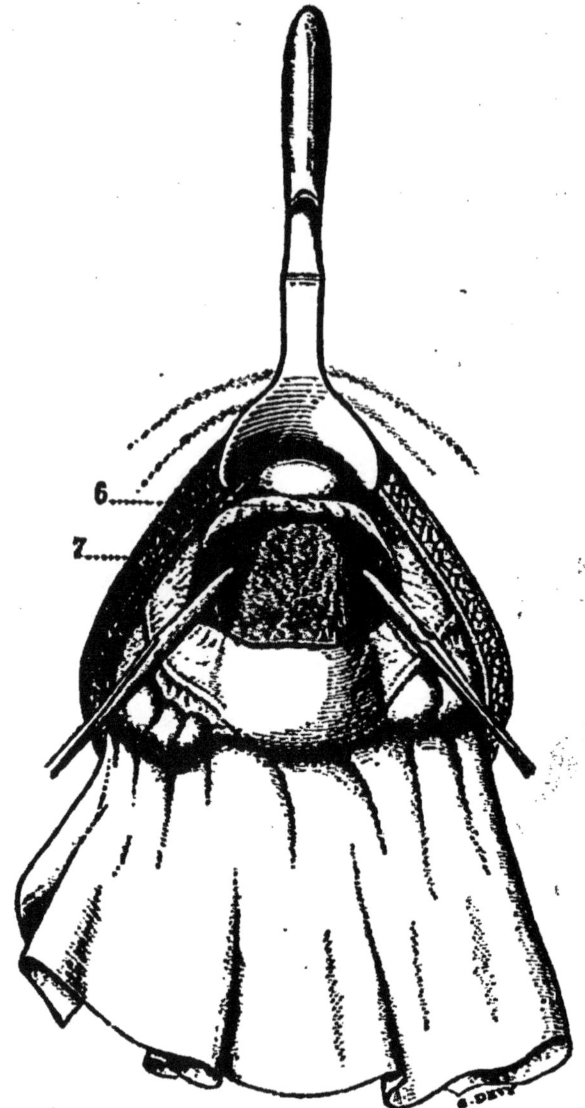

Fig. 8.— 6, lambeau péritonéal antérieur refoulé dans le petit bassin.— 7, artère utérine vue par transparence dans le tissu paramétrique, et saisie dans une pince longuette.

répète la manœuvre du côté opposé, et l'appareil utéro-ovarien est

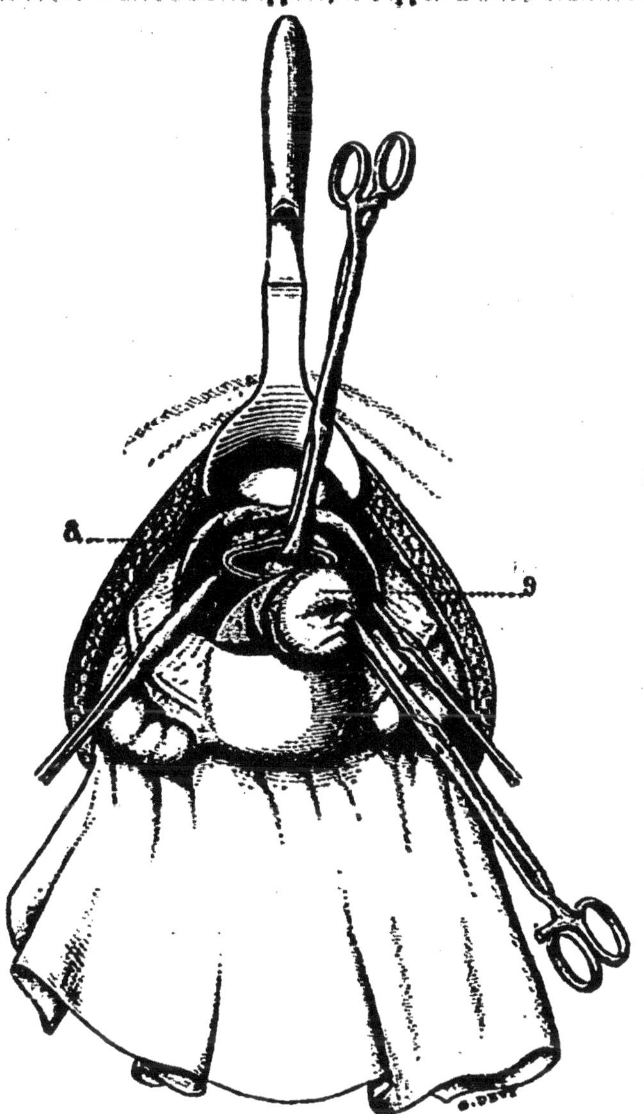

Fig. 9. — 8, vagin séparé du col de l'utérus. — 9, col saisi après l'ouverture du cul-de-sac antérieur, fléchi et disséqué.

enlevé quelquefois d'un seul bloc. Il reste à faire l'hémostase défi-

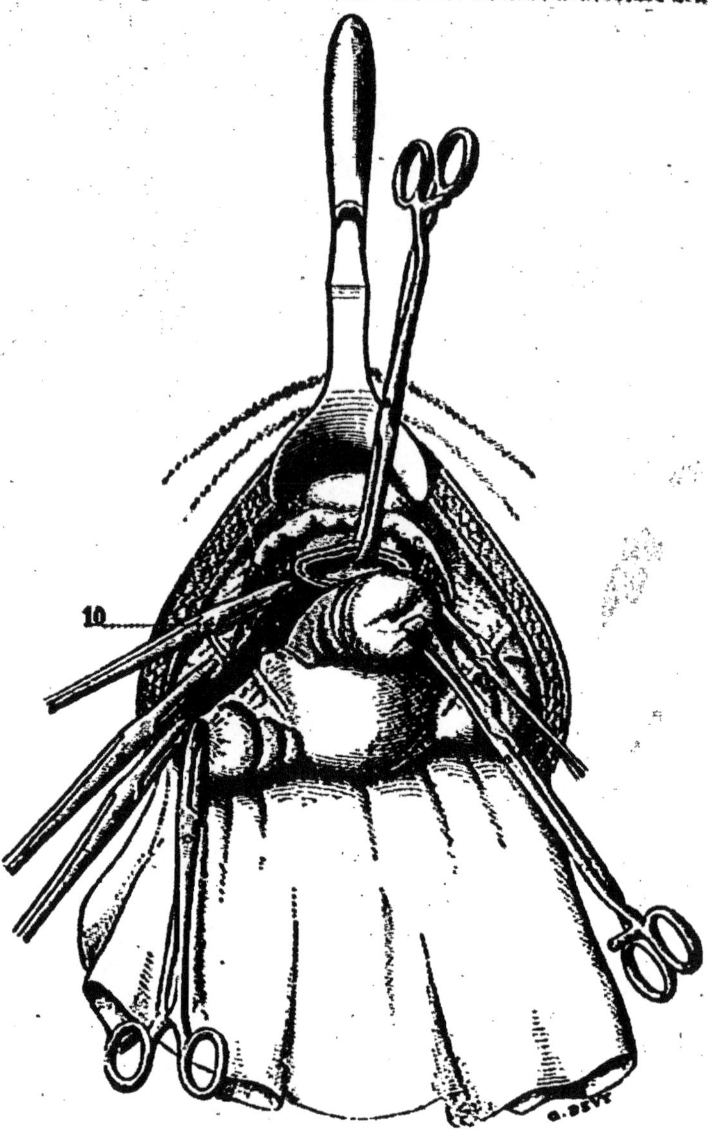

Fig. 10. — 10, cavité pelvienne pendant l'énucléation des annexes de bas en haut. (Cette légende est commune aux figures 7, 10).

nitive et le pansement de la cavité pelvienne. Si le péritoine a été parfaitement protégé et que le drainage soit superflu, faisons l'oc-

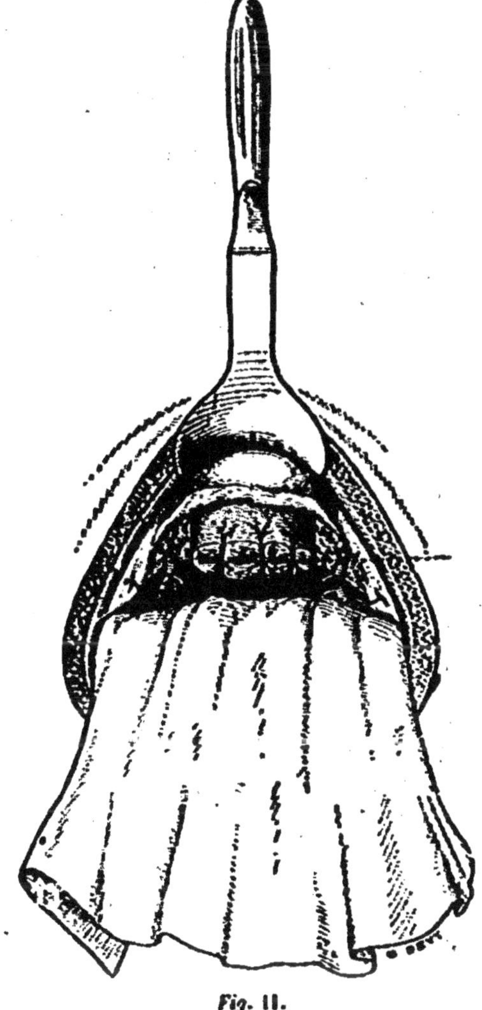

Fig. 11.

clusion vaginale comme dans les cas de fibromes ; c'est un bon moyen d'arrêter le sang de la tranche postérieure.

Vient ensuite le traitement des ligaments larges, en liant l'utérine au catgut et échelonnant quelques fils qui rapprochent les deux feuillets ; enfin la suture séro-séreuse avec le lambeau péritonéal antérieur rabattu sur le moignon vaginal (*Fig. 11*). Mais, si l'infection est à craindre, il faut se comporter autrement : l'utérine est liée de la même façon, mais le vagin reste ouvert pour drainer la cavité pelvienne, des mèches de gaz remplissent le petit bassin et traversent la plaie vaginale. Qu'on se rappelle bien le vrai rôle de la gaze : elle séquestre le foyer, mais elle ne fait pas le drainage, ou du moins n'y suffit pas ; elle devient, au contraire, une cause de rétention des liquides. Au tamponnement il faut donc associer un large drain placé au milieu des mèches ; il faut même, si l'inondation septique a été grave, ajouter un tube dans la plaie sus-pubienne.

Telle est la méthode sur laquelle je voulais attirer l'attention. Je ne l'ai appliquée jusqu'ici qu'un petit nombre de fois ; aussi attendrai-je encore, avant d'appeler à mon aide un argument qui n'est pas toujours le meilleur, celui de la statistique. (1)

3. — Procédé de Hartmann

Préliminaires. — La malade est anesthésiée dans son lit et sondée. La vulve et le pubis préalablement rasés sont savonnés, ainsi que le vagin, par un aide qui nettoie avec soin les culs-de-sac. Ce premier lavage savonneux est suivi d'un second, avec une solution de sublimé à 1/4000.

La malade est alors placée sur le plan incliné à 45°, cette position étant indispensable pour opérer commodément au fond de l'excavation. La paroi abdominale est brossée avec du savon et de l'alcool et ensuite lavée avec la solution de sublimé. L'ombilic doit être nettoyé minutieusement. De grandes compresses aseptiques recouvrent le ventre et la partie supérieure des cuisses, ne laissant voir

(1) RICHELOT. — *Société de Chirurgie*, juin 1897, et *Annales de Gynécologie*, juillet 1897.

entre l'ombilic et le pubis qu'une étroite bande de tissu où va porter l'incision.

Incision. — L'incision de la peau doit être à peu près médiane et s'étendre de 1 centimètre du pubis à 1 centimètre de l'ombilic en moyenne. Après section du tissu cellulaire sous-cutané, on pince dans l'angle pubien de l'incision et des deux côtés, une petite artériole ; la simple pression d'une compresse appliquée sur chacune des lèvres de la plaie suffit à assurer l'hémostase des autres vaisseaux ; on ouvre ensuite la gaine de l'un des muscles droits immédiatement à côté de la ligne médiane ; enfin on sectionne les plans profonds en coupant à chaque coup un pli que l'on soulève avec deux pinces jusqu'au moment où le péritoine est ouvert. On a soin de repérer, avec quatre pinces à pression, les lèvres de la section péritonéale.

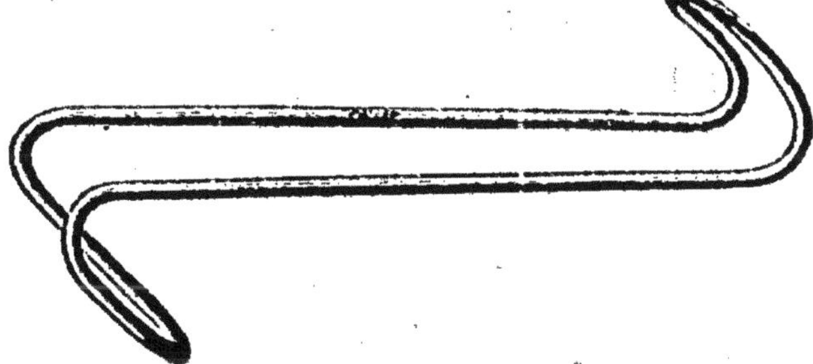

Fig. 12. — Écarteur Hartmann.

Découverte de l'appareil utéro-ovarien. — Les bords de la plaie étant écartés avec deux rétracteurs, l'épiploon est relevé après libération ou section si c'est nécessaire. Les anses d'intestin, en particulier l'anse oméga, sont progressivement détachées de leurs adhérences et sorties de l'excavation. Cette libération, quelquefois difficile, doit être faite avec l'ongle aidé, s'il y a lieu, de ciseaux ou du bistouri. L'intestin étant sorti de l'excavation, est protégé par des compresses stérilisées chaudes et humides. Une compresse médiane, s'étendant de l'angle supérieur de l'incision au promontoire, deux autres latérales, allant des lèvres de la plaie aux fosses iliaques, ferment en quelque sorte le ventre, et laissent sous les yeux de l'opérateur un espace bien limité, absolument isolé de la grande séreuse péritonéale, espace où l'on peut manœuvrer sans se préoccuper le moins du monde des poches suppurées que l'on pourrait dorénavant crever.

Libération des annexes. — La décortication des annexes est commencée au voisinage de la ligne médiane postérieure. On détache d'abord les annexes de la face postérieure de l'utérus, puis de son fond, ce fond constituant en quelque sorte le repère. Puis lorsqu'on est arrivé au fond du cul-de-sac rétro-utérin, on relève les annexes de la face postérieure du ligament large, en les détachant de leurs adhérences, soit au rectum, soit aux parois des excavations. Lorsque cette libération est terminée les annexes sont saisies par une pince à traction et fortement relevées; une pince de Kocher est placée en dehors d'elle, une ligature à la soie fine est mise sur le vaisseau utéro ovarien et d'un coup de ciseau on coupe le ligament large, le long et en dehors de la pince de Kocher; rien ne saigne, l'artère utéro-ovarienne étant le seul vaisseau important de la région supéro-externe du ligament large.

A ce moment, dans le cas où des poches suppurées se sont rompues dans l'excavation, on procède à un nettoyage rigoureux de cette cavité, avec des tampons trempés dans un peu de sublimé et ensuite avec de la gaze stérilisée que l'on tasse et qu'on laisse momentanément en place s'il existe un suintement sanguin provenant des adhérences libérées. Même manœuvre du côté opposé. On change alors les compresses qui recouvrent l'intestin si elles ont été contaminées par l'effusion du pus dans cette première partie de l'opération.

Libération de l'utérus. — Une incision transversale au bistouri est alors menée, de l'incision gauche du ligament large à l'incision droite, passant immédiatement au-dessus du cul-de-sac vésico-utérin, sur la ligne médiane, coupant sur les côtés les ligaments ronds au niveau desquels il est nécessaire de pincer un petit vaisseau. Décollement de la vessie d'un coup de pouce.

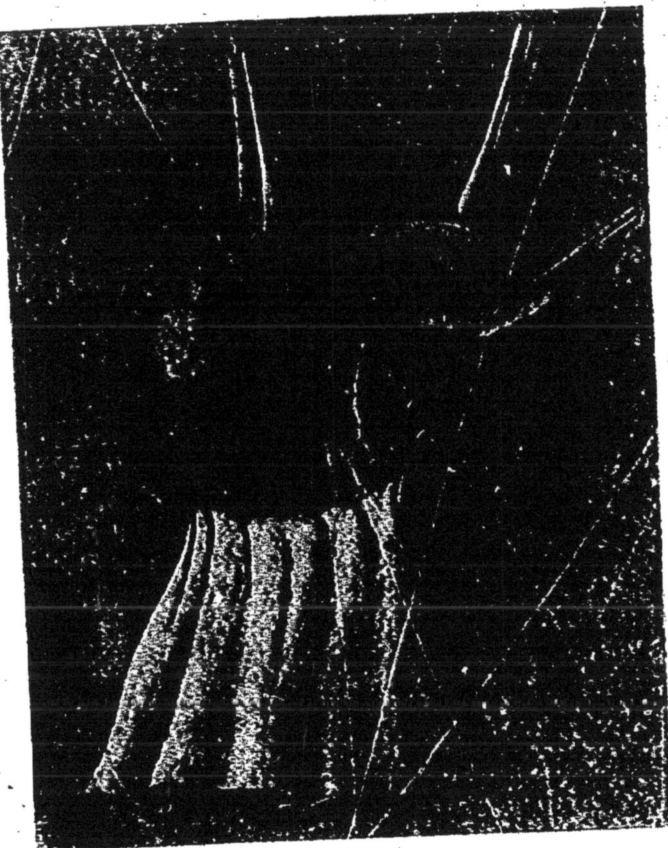

Fig. 13. — L'utéro ovarienne est liée; on voit émerger l'extrémité des fils à ligature: une pince de Kocher est placée immédiatement en dehors des annexes. Le ligament large est sectionné, l'utérus attiré en avant et à gauche.

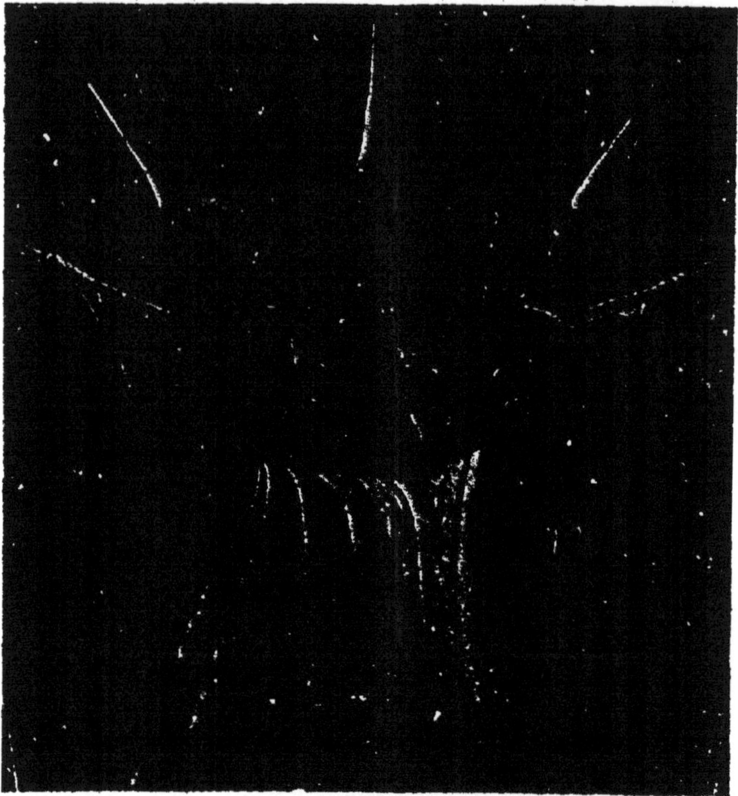

Fig. 11. — Les deux ligaments larges sont coupés dans leur étage supérieur ; l'utérus est fortement attiré en avant. Le cul-de-sac postérieur du vagin est ouvert longitudinalement. La désinsertion du col est commencée à droite.

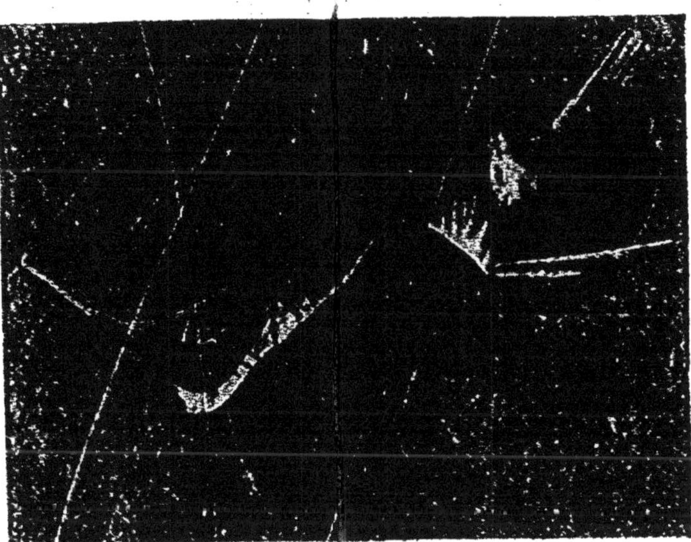

Fig. 15. — Une pince, dont un mors est engagé dans la boutonnière postéro-latérale droite, saisit le col et va le basculer de manière à bien exposer sa partie droite, puis sa partie antérieure, puis sa partie latérale gauche.

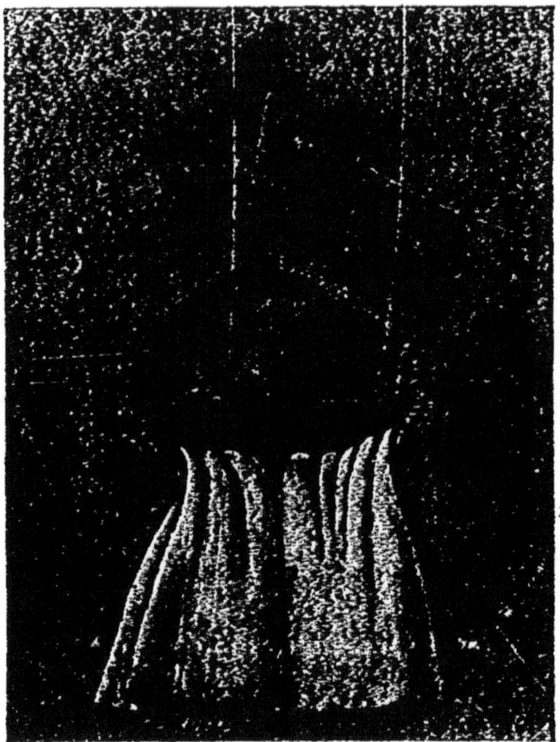

Fig. 16. — Opération terminée. — Un surjet à droite et un surjet à gauche ferment les ligaments larges. Deux points séparés rétrécissent l'orifice vaginal, qui, resté entr'ouvert, laisse apparaître l'extrémité d'une mèche de gaze.

Alors, avec une pince à traction, on tire fortement l'utérus sur le pubis. Ce qui était souvent impossible au début de l'opération est actuellement toujours possible ; et, grâce à la section faite des ligaments larges, l'utérus se laisse toujours facilement amener au dehors, rendant ainsi le cul-de-sac vaginal facilement accessible. Avec une pince légèrement courbe sur le plat et à mors longs introduite par la vulve, un aide fait saillir cette paroi postérieure du vagin. Il entr'ouvre légèrement les mors de cette pince, et entre eux l'opérateur, d'un coup de bistouri, fend la paroi vaginale suivant la direction antéro-postérieure. Deux pinces à branches un peu longues repèrent immédiatement les lèvres de cette incision. Introduisant l'index gauche dans la boutonnière ainsi formée, et soulevant la lèvre droite, le chirurgien, d'un coup de ciseaux, désinsère du col la moitié postérieure droite du vagin. Il est alors facile, avec une pince coudée d'un modèle spécial, de saisir fortement le col, et de l'attirer en haut et en arrière. Cette manœuvre permet de sectionner la paroi vaginale au niveau de la base du ligament large, puis en avant du col sans empiéter sur ce ligament large, de manière à éviter la lésion de l'artère utérine. Le vagin étant incisé en avant, on peut aisément décoller avec le doigt la partie du ligament large contenant l'artère utérine, placer sur celle-ci une pince de Kocher, puis sectionner contre l'utérus. La bascule est alors faite de telle façon qu'on libère complètement la face antérieure de l'utérus, et qu'il ne reste plus pour terminer l'opération qu'à placer une pince sur l'artère utérine gauche et à sectionner ensuite le ligament large de ce côté.

On fait la ligature isolée des vaisseaux à la soie puis un surjet à la soie fine ou au catgut à droite et à gauche, en enfonçant les petits moignons de ligatures artérielles. Tamponnement iodoformé du vagin, suture au catgut de l'incision médiane postérieure du cul-de-sac. Rétrécissement de l'orifice supérieur du vagin par quelques points de catgut qui appliquent la lame antérieure sur la surface de la section postérieure. Dans les cas ou il existe une surface

5

de décortication très considérable on a soin de limiter le foyer en mettant en rapport les unes avec les autres les parties dénudées par la décortication et en ramenant à son niveau l'épiploon. Mr Hartmann a quelquefois même utilisé des franges de l'oméga fixées par quelques points de suture pour compléter l'isolement du foyer traumatique dans lequel il place un drain sortant par la partie inférieure de l'incision abdominale.

Suture à trois étages. Pansement aseptique, mêmes soins post-opératoires que pour toutes les laparotomies.

4. — Procédé de Bardenheuer (1)

Préliminaires. — La malade est anesthésiée d'abord au chloroforme puis à l'éther, après injection préalable d'une solution morphinée d'atropine. Avant l'opération proprement dite, cautérisation du canal cervical au Paquelin et tamponnement du vagin. Dans les cas difficiles, on laisse à demeure dans la vessie une sonde rigide. La malade est renversée sur la table de Trendelenburg.

Incision. — Ouverture de la cavité abdominale par incision longitudinale de l'ombilic à la symphyse. Depuis 1893, Bardenheuer n'emploie que très rarement l'incision transversale supra-symphysienne, jugeant que, grâce au plan incliné, l'incision ordinaire donne suffisamment de jour. Il se sert cependant de cette incision transversale dans les cas purulents très graves ; il entre ainsi dans le petit bassin sans ouvrir la grande séreuse péritonéale en pénétrant au-dessous du dôme d'adhérences formé par la nature au-dessus des organes pelviens enflammés.

Le ventre ouvert, on suture par quelques points le péritoine à la peau et l'on introduit des compresses de gaze sèche stérilisée pour limiter le champ opératoire.

---

(1) Nous analysons plutôt que nous ne reproduisons littéralement la très longue technique opératoire que nous trouvons dans le mémoire de BUMSTEAD (*Monatsschrift für Geburtshülfe und Gynækologie. Juillet 1896*).

A. — CAS GRAVES TRÈS ADHÉRENTS. — *Libération des annexes et de l'utérus.* — L'épiploon est détaché de ses adhérences et enlevé au moyen du Paquelin. Lorsque les annexes adhèrent en masse à la paroi pelvienne par suite de pachy-pelvi-péritonite et de paramétrite, on incise le péritoine et la face antérieure des ligaments larges, devant l'utérus et les tumeurs annexielles un peu au-dessus du cul-de-sac vésico-utérin, jusqu'à ce qu'on puisse relever vers le pubis une lame péritonéale que l'on maintient au besoin par un point de suture. Par suite le tissu cellulaire du bassin se trouve ouvert et l'on a sous les yeux l'utérus et ses annexes dépouillés de tout revêtement séreux dans la moitié inférieure de leur face antérieure.

On détache alors les annexes du ligament large jusqu'au point où ils adhèrent à la paroi postérieure de l'excavation. Cette décortication doit se faire en cheminant d'avant en arrière et en passant au-dessous des annexes afin qu'en cas de rupture des poches purulentes, leur contenu s'écoule vers le fond de l'excavation et non du côté de la grande cavité péritonéale. On poursuit cette libération des annexes jusqu'à l'utérus. — De cette façon on ne sépare complètement les tissus que quand le surjet qui fermera en haut les ligaments larges a, en étranglant les vaisseaux, assuré l'hémostase.

Il est des cas où le cul-de-sac de Douglas est recouvert d'un toit d'adhérences fibreuses qui vont du péritoine pariétal postérieur au bord postérieur de l'utérus, de la trompe et de l'ovaire. Ce toit est désinséré sur son bord utéro-ligamentaire et relevé autant que possible d'une seule pièce. Il contribuera ultérieurement à l'occlusion du petit bassin du côté de la grande cavité péritonéale. On complète alors l'isolement de l'utérus en avant, le séparant de la paroi postérieure de la vessie ; on a soin de raser la paroi musculaire antérieure de la matrice, au besoin même, en cas de paramétrite antérieure, on passe en plein tissu utérin.

Désinsertion du vagin. — Le cul-de-sac vaginal antérieur devenu accessible est relevé avec une forte pince de manière à former un pli, et ouvert sur la ligne médiane d'un coup de ciseaux. On amorce immédiatement un surjet, ourlant la tranche vaginale au tissu sous-péritonéal avoisinant. On a soin de prendre le péritoine assez loin de sa surface de section. On contourne ainsi le col, désinsérant le vagin à petits coups, chaque coup de ciseaux étant comme au début suivi de quelques points de suture. Pendant cette manœuvre, on tire fortement le col en haut et en arrière au moyen d'une pince tire-balle.

La forte tension des tissus ainsi obtenue permet d'éviter complètement l'hémorrhagie sans faire d'hémostase préalable. Si on a soin de se maintenir près du vagin on ne court aucun risque de blesser les uretères.

L'utérus et les annexes complètement dégagés en avant et sur les côtés n'adhèrent plus qu'à la paroi postérieure de l'excavation et parfois au rectum. L'utérus est basculé et toute la masse est dépiotée de bas en haut, c'est-à-dire du col au fond de l'utérus.

B. Cas peu adhérents. — Les annexes, lorsqu'elles ne sont fixées que par des adhérences filamenteuses, sont libérées d'un seul coup de dehors en dedans. On lie l'utéro-ovarienne et on ferme le bord supérieur du ligament large par un surjet qui va finir à l'utérus. On détache un feuillet péritonéal pré-utérin en commençant l'incision un peu au-dessus du cul-de-sac utéro-vésical sur la ligne médiane, en remontant sur les côtés pour s'éloigner de l'utérine ; tout le reste comme ci-dessus.

On peut ourler la tranche vaginale avec la tranche péritonéale (c'est ce qu'on fait le plus souvent) ou seulement avec le tissu sous-péritonéal sans prendre la séreuse.

Nettoyage, pansement et occlusion du champ opératoire. — Quand cette partie de l'opération est terminée, quand l'utérus et les annexes ont été extirpés, le plus souvent d'une seule pièce, il reste à enlever les débris de poches suppurées qui peuvent exister encore, à dégager, au besoin à réséquer l'appendice, s'il se trouve pris dans les adhérences, en ayant soin alors de péritoniser le moignon. Il faut aussi parfaire l'hémostase, nettoyer par frottement sec, le champ opératoire et renouveler les compresses qui entourent la plaie abdominale. L'opérateur et ses aides se lavent soigneusement les mains, et au besoin on change les instruments. Il reste alors à obturer la grande cavité péritonéale en la séparant complètement des surfaces de décortication qui existent dans le petit bassin. Ici deux méthodes sont employées :

I. — Lorsque les adhérences sont minimes, filamenteuses, il suffit, dans certains cas rares, de suturer l'un à l'autre les deux feuillets péritonéaux, antérieur et postérieur, ménagés en enlevant l'utérus, en ayant bien soin d'enfouir les pédicules vasculaires. L'aiguille doit cheminer dans l'épaisseur de la lame péritonéale sans ressortir sur la face opposée. Le péritoine est adossé à lui-même dans le sens du vagin. De cette façon, la lacune créée par l'ablation de l'utérus se trouve recouverte d'un véritable toit.

Si l'on a ourlé le feuillet péritonéal postérieur avec la tranche vaginale, il est préférable, pour éviter tout tiraillement, de suturer le péritoine préutérin avec le péritoine pariétal postérieur que l'on fait glisser de façon à former un pli horizontal. Ce glissement est des plus faciles, vu la laxité du tissu sous-péritonéal à ce niveau.

II. — Ce mode d'occlusion, très fréquemment employé en cas de tumeurs de l'utérus est rarement suffisant lorsqu'on opère pour des lésions inflammatoires des annexes, car il ne sépare pas de la grande cavité abdominale les vastes surfaces de décortication qui, le plus souvent, existent dans le cul-de-sac de Douglas. Toutes ces surfaces ulcérées, qu'elles intéressent l'intestin, les parois de l'excavation, ou la face postérieure des ligaments larges, doivent être isolées de la grande cavité péritonéale par une « occlusion élevée ». On se sert de la paroi vaginale pour recouvrir toutes ces surfaces de décortication. On réalise très aisément cette occlusion quand on a pu relever, d'une seule pièce et sans le crever, le toit d'adhérences solides qui couvrait le cul-de-sac recto-utérin. On suture alors son bord antérieur en surjet à la tranche postérieure de la lame péritonéale antérieure. On fait entrer dans cette cloison pour la compléter ou la consolider divers éléments : 1° la séreuse pariétale du bassin en tant au moins qu'elle est située au-dessus des surfaces ulcérées; 2° à droite et à gauche le méso-rectum aisément dépliable; 3° le méso-oméga; 4° le péritoine qui recouvre le rectum, peut-être utilisé là où il est lâche, notamment là où s'insèrent les appendices épiploïques (ce qui n'est que rarement nécessaire); 5° les appendices épiploïques eux-mêmes, sont de la plus grande importance, notamment quand ils sont enflammés et épaissis; ils conviennent à merveille pour combler des lacunes dans l'occlusion.

Tous les éléments qui servent à cette fermeture ne doivent pas être réunis strictement dans le sens sagittal, mais plus ou moins entrecroisés. Cette disposition facilite la formation d'un toit sans lacunes. Il y a lieu de prendre garde que la suture ne soit jamais tendue et que la vessie et le rectum ne puissent être tiraillés.

Avant d'exécuter cette occlusion, que l'on choisisse le procédé I ou le procédé II, le champ opératoire est rempli de lanières de gaze iodoformée peu serrées et dont les chefs terminaux sont engagés dans le vagin. On introduit cette gaze dans toutes les anfractuosités du foyer traumatique.

La fermeture du ventre, ne présente rien de spécial. Les lanières de gaze ne sont généralement enlevées qu'au bout de huit jours. La malade se lève au bout de quatre semaines.

CHAPITRE III

Résultats et indications de la castration abdominale totale.

Nous réunissons dans un même chapitre l'étude des résultats de la castration et celle de ses indications, les secondes devant découler naturellement des premiers. Nous avons vu déjà (pag. 37) à quels cas différents chirurgiens entendaient appliquer l'opéraration radicale abdominale. Les renseignements que nous avons sur leur pratique nous permettront d'apprécier à leur juste valeur les résultats qu'ils ont obtenus. Il est bien évident que pour juger ce que peut donner la castration abdominale totale, il faut l'appliquer systématiquement à tous les cas — comme la salpingectomie, ou l'hystérectomie vaginale, ses rivales, et ne point lui réserver ou lui épargner les plus mauvais. Delagénière, par exemple, ne considère l'opération, que pourtant il a été le premier à faire en France, que comme une *méthode d'exception* que l'on doit appliquer avec discernements à certains cas bien déterminés. Il y a deux morts sur dix interventions « ce qui, dit-il, serait excessif s'il s'agissait « de cas simples et bénins, mais ce que j'ai dit des indications de « l'opération démontre qu'elle ne relève que des cas particulière- « ment graves, cas pour lesquels toutes les autres méthodes « seraient également meurtrières (1) »

Nous ne citerons que pour mémoire les statistiques suivantes :

1° 83 cas appartenant à Florian Krug, J. Montgomery, Baldy, W. M. Polk et W. R. Pryor, donnent 3 morts, soit 3.58 °/₀ de mortalité. Cinq de ces cas dans lesquels existait une fistule salpingo-rectale ont parfaitement guéri.

(1) H. DELAGÉNIÈRE. — 8ᵉ *Congrès français de Chirurgie.*

2° Bliesener en ajoutant à une statistique de Cushing les 40 opérations de Bardenheuer arrive aux chiffres suivants : 152 cas — 5 morts, soit 4,6 % de mortalité.

Nous ne voulons envisager que les résultats obtenus par les chirurgiens qui enlèvent *systématiquement* l'utérus toutes les fois qu'ils ont à extirper les annexes des deux côtés, sans jamais avoir recours à une autre méthode ; Krug — Bardenheuer et notre maître, M. Hartmann.

Malheureusement la statistique de Krug ne peut nous servir. — Pendant une première période, cet opérateur a employé seulement à titre d'essai l'opération radicale abdominale : dans une seconde, qui seule nous intéresserait, il en a fait une méthode constante. Par malheur nous ne savons combien de faits relèvent de la première, combien dépendent de la seconde.

Nous envisagerons donc seulement les résultats obtenus par Bardenheuer et par M. Hartmann.

Ou bien : la castration abdominale totale présente *dans tous les cas*, une supériorité marquée sous certains rapports, vis-à-vis des méthodes rivales, salpingectomie et hystérectomie vaginale, sans leur être sur aucun point inférieure, et alors elle mérite de leur être substituée d'une façon constante, systématique.

Ou bien, supérieure sous certains rapports, elle est à d'autres points de vue inférieure, soit dans tous les cas, soit dans certains cas déterminés, et alors on doit peser le pour et le contre, et voir si les avantages l'emportent sur les inconvénients.

Ou bien, les avantages sont nuls, les inconvénients réels. Il est à peine besoin de tirer une conclusion.

Selon nous, c'est la première hypothèse qui est la vraie(1), comme vraie sera l'indication qui en découle.

La castration abdominale, est supérieure aux autres méthodes, au double point de vue des résultats immédiats et des résultats éloignés.

I. Résultats immédiats. — A) MORTALITÉ. — La série des 13 castrations totales de M. Hartmann est absolument blanche (2), Bardenheuer a deux morts (Obs. 15 et 33 du mémoire de Bliesener) sur 40 opérations. Les 53 cas réunis, grevés de ces deux échecs donnent 3,77 % de mortalité. Ces résultats excellents, même si on les compare aux meilleures statistiques de salpingectomies (Delbet 3,7 %. H. Hartmann 3,8 %, cf. p. 11) paraîtront plus satisfaisants encore si l'on songe que 9 des cas de M. Hartmann (Obs. 1, 3, 5, 6, 7, 9, 10 12 et 13) et 34 de ceux de Bardenheuer (mémoire de Bliesener, cas 1, 2, 3, 4, 5, 6, 7, 8, 9, 10, 11, 12, 13, 14, 15, 16, 17, 18, 19, 12, 22, 23, 24, 25, 26, 27, 28, 30, 32, 33, 35, 38, 39 et 40) étaient suppurés; on a alors 2 morts sur 43 opérations pour suppurations pelviennes, soit 4,65 % de mortalité. La statistique des cœliotomies de M. Hartmann, ne comprenant pas la série des hystérectomies abdominales totales, compte 50 ablations pour lésions suppurées, avec 3 morts, soit un pourcentage de 6 %. Sur 114 hystérectomies vaginales pour lésions suppurées des annexes, M. Segond (3), a 13 morts, soit 11, 4 %. Nous ne pourons classer à part, avec Baudron, les suppurations péri-utérines graves et les pyosalpinx et abcès de l'ovaire. Qu'on se donne la peine de lire les observations publiées par Bliesener et l'on se convaincra que Bardenheuer s'attaque par l'abdomen

---

(1) On reproche beaucoup à la méthode sus-pubienne la cicatrice ventrale. Mais il faut bien que la cicatrice soit quelque part. Vaginale, elle est douloureuse deux fois (*malgré ablation parfaite des annexes*) sur 22 malades revues (Cf. *suprà*, p. 17). Sur 47 laparotomisées, 2 ont une fistulette pariétale, 2 une petite éventration. La proportion est la même.

(2) BALDY. — *The American Journal of Obstetrics*, juillet 1891, p. 21, et POLK, *New-York Journal of Gynecol. and Obst.*, 1893, vol. III, n° 5, annoncent également, l'un 22, l'autre 7 cas sans une seule mort.

(3) BAUDRON. — Th. Paris. 1891, p. 81,

aux premières comme aux secondes. Les cas 13, 17, 27 et 28 sont de' véritables abcès compliqués du bassin.

L'hystérectomie vaginale serait également battue de loin par la castration abdominale totale si on comparait les résultats que donnent l'une et l'autre, dans tous les cas, sans distinction du genre des lésions. Nous aurions 3, 53°/₀ pour la méthode radicale abdominale au lieu de 4, 87 °/₀ (M. Richelot); 7 °/₀ et 8 °/₀ (M. Segond) pour la méthode vaginale.

B) **Suites opératoires.** — On a reproché à la castration abdominale : 1° d'être plus longue; 2° d'être plus laborieuse que les autres interventions, de produire par conséquent un choc opératoire plus considérable et de préparer ainsi une longue convalescence.

La longue durée de l'opération est un élément dont sans doute il faut tenir compte. Cependant une anesthésie bien conduite, une hémostase bien faite au cours de l'intervention, et la précaution prise de clore dès le début la grande cavité péritonéale avec des compresses en diminuent notablement les dangers. D'ailleurs l'ablation de l'utérus ne prolonge pas la laparotomie dans de bien grandes proportions. Polk n'a jamais mis à faire la « *totale* » plus d'une heure et quart et encore dans ce cas avait-il affaire à un cas complexe de fistule rectale. Nous avons servi d'aide plusieurs fois à notre maître, M. Hartmann, et la durée de l'intervention ne nous semble pas avoir dépassé sensiblement celle d'une salpingectomie. Sa *première* totale (Obs. I) n'a duré qu'une heure dix.

De même, la difficulté de l'opération ne nous a pas paru augmenter beaucoup, par suite de l'ablation de l'utérus. En tout cas, aucune de nos 10 malades actuellement sorties de l'hôpital n'a eu des accidents de choc. Chez toutes, la convalescence a été des plus simples et des plus rapides. Nous en voyons une (Obs. VI) travailler sans fatigue 40 jours après son opération, de 7 heures du matin à 8 heures du soir. L'hystérectomie vaginale la plus vivement exécutée aurait-elle donné mieux?

La méthode s'applique-t-elle à tous les cas? Ne sera-t-elle pas, dans les grandes suppurations péri-utérines, plus meurtrière que l'opération de Péan ? La pratique de Bardenheuer démontre que l'on peut, par voie abdominale, s'attaquer à toute sorte de lésions. Mais il faut alors pratiquer « l'occlusion élevée » (Cf. page 69), le cloisonnement de la cavité abdominale. Ce procédé, complication peut-être superflue dans les cas simples, nous semble indispensable dans les suppurations graves. Grâce à lui, Bardenheuer a pu sans inconvénient opérer en pleine poussée de pelvipéritonite (Obs. 6, 14, 29 du mémoire de Bliesener). Même lorsque rien ne le presse, il n'attend jamais plus de 8 jours après la poussée aiguë, son procédé le garantissant suffisamment contre la virulence non encore atténuée du pus. — On a d'ailleurs la ressource, pour gagner du temps, de faire la colpotomie postérieure.

Quant à l'hystérectomie vaginale, elle est là, comme partout ailleurs, passible des reproches que nous lui avons faits. Nous ne voyons aucune raison d'y avoir recours puisque l'on a deux moyens de s'en passer : la castration abdominale totale avec occlusion élevée et la colpotomie postérieure.

En cas de fistule viscérale, la méthode abdominale a le grand avantage de permettre de voir la lésion et de la réparer. On fermerait alors le petit bassin à la façon de Bardenheuer en ayant soin de comprendre dans l'occlusion la partie lésée. Le fait s'est produit déjà maintes fois. Les Américains, même sans employer le perfectionnement indiqué par le chirurgien de Cologne, ont guéri les cinq malades chez qui ils avaient trouvé des lésions intestinales (Cf. *supra*, p. 71).

Résultats éloignés. — Il est un peu tôt encore pour en parler. Notons cependant que les quatre malades que nous avons revues (Obs. 1, 2, 6 et 7), sont dans un état absolument parfait au bout de sept mois écoulés. M. Delagénière (du Mans) dont les premières castrations totales pour salpingites remontent à 1891 à des nouvelles de 6 de ses 8 opérées. « Toutes vont à merveille ».

« En un mot, nous écrit-il, je n'ai jamais eu de satisfaction plus grande dans aucun genre d'intervention. Guéries de l'opération, ces malades recouvrent complètement la santé. »

Ces guérisons parfaites nous semblent devoir être la règle dans l'avenir. De quoi souffriraient ces femmes après cette intervention plus complète que l'hystérectomie vaginale, qui souvent laissait les annexes, que la salpingectomie, surtout, qui toujours laissait l'utérus.

Doit-on comme L. H. Dunning (1) et Fish (2) craindre, en enlevant la matrice, de voir la vessie adhérer au rectum, et cette adhérence être la cause de douleurs? La présence de l'utérus même sans ovaire, est-elle vraiment un prophylactique des troubles mentaux de la neurasthénie ? Ou bien doit-on, en conservant la matrice aux sécrétions lubréfiantes, ou tout au moins le col qui maintient la profondeur vaginale, ménager un vagin « confortable », suivant le mot de Dunning? L'exemple de tant de guérisons parfaites…, et confortables obtenues par la méthode de Péan dément toutes ces terreurs, et il n'est nul besoin d'opposer à la castration totale la castration annexielle dont nous avons fait le procès, ni l'hystérectomie abdominale supra-vaginale que nous connaissons peu, mais qui n'a rien pour nous tenter.

Le jour où les fils de la suture abdominale antérieure ne s'élimineront plus avec suppuration, la castration abdominale totale sera à l'abri de toute critique. Il reste à lui apporter ce dernier perfectionnement.

(1) L. H. Dunning. — Am. J. of. Obstetrics. — 1896. II, 798.
(2) Fish. J. of. Obst. 1896. II. 738.

OBSERVATIONS

OBSERVATION I. — *Annexite double suppurée.* — *Castration abdominale totale.*

Mlle Gabrielle B. 21 ans. — Réglée a 15 ans 1/2 — régulièrement deux ou trois jours chaque mois, mais peu abondamment. Douleurs dans le ventre le premier jour des règles. Très peu de pertes blanches.

En avril 1896, après un retard de 15 jours, elle est prise, pendant la nuit, d'une métrorrhagie abondante et expulse des caillots assez volumineux — Elle ne s'alite même pas un jour, mais à partir de ce moment elle ressent de petites douleurs dans le côté droit, non seulement au moment des règles, mais après toute fatigue un peu forte.

Le 17 Août 1896, fausse couche de 2 mois 1/2 ou 3 mois. La malade perd un peu de sang pendant les jours qui suivent. On l'examine alors et l'on trouve les annexes droites, du volume des deux pouces, légèrement prolabées en arrière et à droite, indolentes et très mobiles. L'utérus n'est pas douloureux à la pression,

Le suintement sanguin s'arrête et la malade se lève le 23, ne souffrant nullement. Le 28, à la suite d'une longue marche, elle ressent quelques légères douleurs, et le lendemain 29, a, pendant quelques heures, une débâcle de flueurs blanches extrêmement fluides. Elle se lève cependant le 30. Mais le 31, elle est prise de douleurs très violentes dans le côté droit à tel point que le contact des draps lui est pénible. On lui met deux sangsues sur le ventre, au dessus de l'arcade fémorale droite, sans obtenir le moindre résultat. Les annexes droites sont à ce moment du volume d'une mandarine. Le 3 septembre, on place sur l'abdomen une vessie pleine de glace et au bout de quelques jours on voit les phénomènes douloureux s'amender. Cependant au lieu de rester limitées à droite, les douleurs s'irradient vers la fosse iliaque gauche. Au bout de quelques jours, la région para-utérine gauche est devenue très sensible au palper. Par le toucher on constate que le cul-de-sac latéral gauche est extrêmement douloureux, beaucoup plus que le droit. Cependant tandis qu'à droite, les annexes, revenues au volume de deux doigts, sont de plus en plus accessibles, plaquées en arrière et à droite de l'utérus et diminuant sa mobilité, le cul-de-sac gauche est resté souple et dépressible ; mais l'exploration est trop douloureuse pour que l'on puisse nettement sentir les annexes de ce côté.

Au bout d'un mois 1/2 de repos au lit, les lésions ne semblent point disposées à céder. Pendant tout ce temps la malade a eu des pertes abondantes d'un blanc verdâtre. Ne pouvant ni marcher ni rester longtemps debout, elle se décide à une opération. Le 8 novembre, c'est-à-dire 68 jours après la poussée aiguë, elle entre à Bichat.

Examen, le 8 novembre. — L'état général est assez bon, bien que la malade ait quelque peu maigri.

Le ventre est plat, souple, peu sensible à la pression, sauf dans la région ovarienne gauche.

Au toucher, le col est situé dans l'axe du vagin, son orifice regarde légèrement en arrière. Le corps, du volume normal, se trouve aisément par le palper bi-manuel, il est légèrement douloureux à la pression. Le tout est doué de mouvements assez limités latéralement, plus étendus dans le sens antéro-postérieur.

Dans le cul-de-sac latéral droit, on sent une masse ferme, peu douloureuse, collée contre le bord de l'utérus qu'elle contourne pour se laisser explorer facilement par le cul-de-sac postérieur. Ce sont évidemment les annexes droites. A gauche le cul-de-sac est souple et vide. Ce n'est que très profondément que l'on arrive à reconnaître les annexes décelées plutôt par la douleur que provoque l'examen, que par une sensation directe du doigt explorateur.

Au speculum, on ne note rien d'anormal. La leucorrhée est peu abondante.

Cœliotomie, le 9 novembre-1897, par M. Hartmann. — Les annexes droites adhèrent fortement à la face postérieure de l'utérus et du ligament large. La libération ne présente cependant pas grande difficulté. La trompe atteint la grosseur du pouce et est remplie de liquide louche. Le pavillon est oblitéré. L'ovaire est également augmenté de volume. A gauche, les annexes semblent à peu près saines. L'ovaire semble normal. La trompe légèrement injectée n'est ni indurée ni bosselée ; son pavillon est perméable, on hésite à les sacrifier, quand par la pression on fait sourdre de ce pavillon, quelques gouttes d'un liquide d'apparence laiteuse.

On fait alors la castration abdominale totale ; enlevant d'un bloc, l'utérus et les deux annexes. On laisse le vagin ouvert, sans faire de suture ; une mèche de gaz venant affleurer à la vulve, assure le drainage.

L'opération a duré une heure 10.

Examen bactériologique. — Gonocoques dans les trompes.

Suites opératoires. — Les suites opératoires sont des plus simples. Le 1er jour la malade perd un peu de sang par la vulve. Le 4e jour on enlève la mèche vaginale. Le 9e jour on enlève les fils. La température se maintient normale, sauf le soir du 8e jour, où elle monte brusquement à 38, 4, ascension demeurée inexplicable, la malade n'ayant à aucun moment éprouvé le moindre malaise. Le lendemain au matin, d'ailleurs le thermomètre marque 37° et n'indiquera désormais pas plus de 37,2.

Le 21e jour la malade se lève. Le 23e, elle quitte l'hôpital en parfait état, n'ayant souffert, ni pendant les premiers jours, ni à son premier lever.

Revue 18 *juin* 1897. — État général excellent. Un peu d'embonpoint depuis l'opération. La malade n'a jamais ressenti aucune douleur dans le ventre. Pas de leucorrhée.

Bouffées de chaleur peu fréquentes, sans rapport avec les époques menstruelles. — Les sensations génitales sont parfaitement conservées.

OBSERVATION II. *Annexite double. — Castration abdominale totale.*

Mme Z.— 25 ans. Réglée à 13 ans 1/2, immédiatement bien. Douleurs à chaque époque l'obligeant à s'aliter quelques heures. Ces douleurs cessent aussitôt que le sang paraît. Règles peu abondantes durant deux jours, pas de pertes blanches.

Mariée le 22 septembre 1889, à 17 ans. En juillet suivant, accouchement à terme. Elle reste dix à douze jours au lit. Aussitôt levée elle ressent des douleurs abdominales, et six semaines après sa couche, est prise de péritonite. Elle reste alors six à sept semaines alitée. Depuis lors, elle a toujours souffert, surtout au moment des règles, où elle est obligée de s'aliter parfois pendant deux jours. A ses dernières époques même, elle est restée cinq à six jours couchée. Pas de nouvelle grossesse.

Examen. — *Col* irrégulier, déchiqueté.

Corps un peu antéfléchi, dur.

Mobilité diminuée et douloureuse.

Les annexes forment à droite et à gauche une tumeur fixe et douloureuse, petite, étendue de l'utérus aux parois postéro-latérales de l'excavation.

Les douleurs spontanées sont plus marquées à droite qu'à gauche.

Cœliotomie le 21 novembre 1896 par M. HARTMANN. — Libération de l'épiploon adhérent à la paroi abdominale au dessus du pubis et aux organes du petit bassin. On le sectionne entre deux pinces et on le relève. On place des compresses sur les anses intestinales. On voit alors qu'il existe à droite une volumineuse hydro-salpingite, à gauche les annexes, petites, sont perdues dans des adhérences à la face postérieure du ligament large. De plus de nombreuses adhérences lamelliformes, dont quelques-unes, très résistantes, doivent être sectionnées aux ciseaux, relient la face postérieure de l'utérus et les annexes au rectum et à la face postérieure de l'excavation sacrée.

On place une pince de Kocher en dehors des annexes. On lie les utéroovariennes contre la paroi de l'excavation et, entre pince et ligatures, on sectionne le ligament large. L'utérus est alors tiré fortement en haut et basculé sur la symphyse. Un aide introduit par la vulve une pince courbe dans le cul-de-sac postérieur. Entre les mors écartés de cette pince M. Harmann ouvre le cul-de-sac postérieur. On saisit le col avec le crochet de Doyen qui dérape à plusieurs reprises. On sectionne le vagin en avant. On décolle la vessie. On sectionne la base des ligaments larges. On pince puis on lie les utérines.

Le vagin restant très béant, après y avoir introduit une mèche de gaze iodoformée, on réunit par une soie la paroi vésico-vaginale à la paroi vaginale postérieure.

Suites opératoires. — Jamais aucune température. Ablation de la mèche vaginale le troisième jour. Quelques fils sont retirés le sixième jour, les derniers le sont le onzième jour. Seize jours après l'opération il s'ouvre spontanement un petit orifice fistuleux.

Revue en mai 1897. — L'opérée va très bien et se plaint seulement de bouffées de chaleur et de quelques troubles nerveux.

OBSERVATION. III. — *Annexite double suppurée. — Castration abdominale totale.*

Mlle Marie G. 29 ans. — Réglée à 16 ans. Elle avait eu avant cet âge des attaques de nerfs nombreuses qui n'ont pas reparu depuis. Bien réglée pendant un an, puis reste une année entière non réglée. On la traite à ce moment comme anémique en lui donnant du fer. A 19 ans, ses règles reparaissent régulièrement.

A l'âge de 26 ans, à la suite d'une grossesse rendue pénible par des vomissements, elle accouche à terme d'un enfant qui ne vit que deux heures. Elle perd beaucoup pendant quinze jours. Se lève le neuvième jour et recommence à travailler. Pendant les six mois qui suivent elle perd tous les quinze jours. A ce moment, repos forcé à la suite d'une fracture du bras ; les règles reprennent alors leur cours normal ; elles durent cinq jours chaque mois.

Depuis son accouchement, la malade souffre dans les reins, surtout en urinant et en allant à la garde-robe.

Au mois d'août 1895 elle a des pertes blanches, purulentes, jaunâtres et souffre toujours en urinant. La malade en attribue la cause à la fatigue occasionnée par une machine à tricoter à laquelle elle travaille.

Le 15 décembre 1896, à la suite de douleurs plus violentes que de coutume elle entre à Bichat où ces douleurs s'amendent par le repos au lit.

Examen le 20 décembre 1896. *Col.* — Regarde en bas et en arrière, légèrement entr'ouvert.

Corps. — Antéversion légère sans antéflexion.

Cul-de-sac latéral droit. — On sent les annexes un peu augmentées de volume, mobiles, légèrement douloureuses.

Cul-de-sac postérieur. — Grosseur un peu plus volumineuse beaucoup plus douloureuse à la pression, paraît constituée par les annexes du côté gauche.

Pas de rougeur du méat, pas de pus dans l'urètre.

Quelques-uns des orifices des glandes vulvo-vaginales du côté droit sont un peu douloureux à la pression mais on n'en fait pas sourdre de liquide.

Légère déchirure du périnée.

Au spéculum — On voit à l'orifice du col un gros bouchon muco-purulent adhérent.

Col granuleux, un peu d'ectropion.

Cœliotomie. Le 26 décembre 1896, par M. HARTMANN. Incision médiane. Il existe un peu de liquide citrin libre dans le ventre. *Les annexes droites suppurées se recourbent en arrière pour se fixer au fond du cul-de-sac postérieur.* On les libère (écoulement de pus grisâtre) et on les relève. On lie l'utéro-ovarienne. Après avoir mis une pince sur ces annexes on les sectionne.

Les annexes gauches adhèrent plus haut sur le côté de l'utérus, pavillon oblitéré, mêmes manœuvres.

On sectionne le péritoine antérieur au-dessus de la vessie. On ouvre le cul-de-sac postérieur sur les mors d'une pince. L'ouverture est agrandie avec les doigts puis avec les ciseaux.

Le crochet de Doyen dérape ; on place alors une pince dentée qui tient bien. Désinsertion avec les ciseaux courbes de la muqueuse vaginale antérieure, décollement avec les doigts. Des pinces sont alors placées puis on sectionne et on lie les artères utérines et quelques branches secondaires.

Surjet de chaque côté sur les ligaments larges. On place une mèche de gaze iodoformée dans le vagin qu'on ferme incomplètement à l'aide de trois points de suture.

Examen bactériologique. — Dans l'utérus et les trompes nombreux gonocoques, cultivant admirablement.

Suites opératoires. — Aphonie pendant les trois premiers jours Épistaxis les 8, 9, 10 et 11e jours.

La mèche est enlevée le septième jour, ce jour-là la température s'élève le soir à 38°, 1, mais retombe, dès le lendemain, au dessous de 37° et reste normale depuis ce jour.

Les fils sont enlevés le neuvième jour.

OBSERVATION IV. — *Fibromes utérins.* — *Hyarosalpingite double.* — *Castration abdominale totale.*

Mlle Jeanne C..., 28 ans. Réglée à 16 ans. Les règles ont été très régulières jusqu'à la fin de l'année 1891. A partir de cette époque, les règles avancent de huit ou dix jours, sont plus abondantes et provoquent des douleurs dans le ventre, les côtés, les reins et les cuisses. Les douleurs donnent une sensation de brûlure et d'arrachement à la surface du ventre. A la fin des époques, la malade a remarqué des pertes blanches pendant un ou deux jours depuis 1895. Depuis un an, envies fréquentes d'uriner, même involontairement, à la suite d'un effort et même dans la station debout.

La malade conserve sa bonne mine ; elle se trouve très affaiblie au moment de ses règles mais reprend vite ses forces.

Pendant l'hiver 1895-96, elle a eu un ballonnement du ventre qui a disparu au bout de quelques jours, à la suite de bains sulfureux.

La malade a eu deux grossesses à terme, la première à 27 ans, la deuxième à 30 ans.

Le 1er décembre 1896, la malade est prise d'hémorrhagies et depuis ce moment elle perd de gros caillots perdus dans un liquide roussâtre, empesant le linge ; ce liquide est devenu de plus en plus foncé jusque vers le 20 décembre, où il est devenu tout à fait noir. Les pertes n'ont jamais été fétides.

Depuis que ses hémorrhagies ont commencé elle n'a pas de douleurs dans le ventre ; elle urine régulièrement, mais souffre en allant à la selle et est constipée.

Examen le 28 décembre 1896. — *Col.* — Orifice entr'ouvert admettant l'extrémité du doigt. Il regarde en bas et en arrière.

Corps. — Volumineux, bosselé, en antéflexion, présente une grosse bosselure en haut et à droite de la ligne médiane.

Le tout est mobile, un peu sensible, sans être franchement douloureux.

Cœliotomie le 5 janvier 1897, par M. Hartmann. Incision médiane sous-ombilicale. Le corps utérin est volumineux, un peu bosselé. L'épiploon adhère à la face postérieure de l'utérus très près de son fond. La section est faite entre deux pinces ; après relèvement l'on constate :

A gauche de l'utérus, une hydrosalpingite libre dans sa partie supérieure, fusionnée avec la face postérieure de l'utérus, le fond de l'excavation, l'anse oméga et le rectum. Pour séparer les parties on doit se servir des ciseaux afin d'aider le décollement sans eux impossible.

Les annexes relevées après libération, on lie les artères utéro-ovariennes, et on applique une pince de Kocher, contre les annexes. La vessie est libérée en avant par décollement, le cul-de-sac vésico-utérin, étant effacé par des adhérences. Puis ouverture du cul-de-sac vaginal postérieur à gauche de la ligne médiane, puis agrandissement de cette boutonnière aux ciseaux. Cette section porte sur le col qui descend très bas. L'on pratique ensuite l'ablation de ce col.

La suture est pratiquée au moyen d'un surjet sur les ligaments larges, après ligature des artères utérines.

L'on place un drain abdominal.

Examen des pièces. — La muqueuse du corps est très épaissie. La paroi est farcie de petits fibromes, hydrosalpingite double.

Suites opératoires. — Pas de température, le drain est supprimé le cinquième jour, et les fils sont enlevés le neuvième jour. La malade sort le 27 janvier, guérie, soit vingt-deux jours après l'opération.

OBSERVATION V. — *Annexite double suppurée.* — *Castration abdominale totale*

Adèle B. 20 ans. — La malade a eu ses premières règles à 13 ans ; celles-ci sont revenues très régulièrement jusqu'au mois d'octobre dernier.

Entre ses règles la malade a des pertes blanches, depuis une fausse couche de trois mois qu'elle a eue il y a huit ans.

La malade n'a pas eu d'autres grossesses.

En octobre, la malade a eu ses règles normales. Elle n'avait jamais rien eu du côté de l'abdomen lorsque le 11 novembre, à trois heures de l'après-midi, elle est prise de coliques et de douleurs continuelles, elle sent comme une barre qui appuie sur le ventre, elle souffre aussi dans les reins. Elle est obligée de s'aliter immédiatement. Deux jours après, elle a ses règles, elle reste trois semaines au lit, a du ballonnement abdominal, des douleurs, pas de vomissements.

Le ballonnement abdominal a disparu après des bains de siège, des cataplasmes de laudanum et des frictions. La malade a des pertes blanches au moment de ses règles ; le 13 novembre, les règles sont venues à leur époque normale et ont duré comme à l'ordinaire. Depuis elles sont revenues trois fois. Les dernières ont duré huit jours et sont venues le 23 décembre 1896. A ce moment la malade a perdu des caillots et puis du sang pendant huit jours.

Examen, le 6 janvier 1897. — Col irrégulier, déchiqueté, à orifice admettant l'extrémité du doigt, regardant en bas et en arrière. Le corps utérin semble en antéflexion et est impossible à dissocier d'une masse un peu bosselée, dure, doublant la partie antéro-latérale gauche du vagin, se retrouvant par le palper abdominal jusque dans la fosse iliaque gauche où elle s'arrête au niveau correspondant à deux doigts au-dessous de l'ombilic. Les mouvements imprimés au col se transmettent à ce qui paraît constituer le corps utérin, lequel se trouverait dévié à droite par la tumeur gauche. Dans le cul-de-sac postérieur l'on sent plusieurs bosselures dures qui y semblent fixées.

Clapotement stomacal jusqu'au niveau de l'ombilic. Pas de ptose rénale.

9 *janvier 1896.* — La malade souffre dans le ventre et les reins, plus couchée que debout, quelques douleurs à la face antérieure de la cuisse droite. La malade n'éprouve pas de douleurs pour aller à la selle,

mais elle en a éprouvé pendant la période aiguë; elle n'a pas de troubles dans les mictions.

Cœliotomie, le 11 janvier 1897, par M. HARTMANN. — Incision médiane sous ombilicale, section de l'épiploon adhérent à l'utérus et à une grosse masse annexielle gauche. Celle-ci du volume de deux forts poings d'adulte remonte de la partie latérale de l'utérus jusque dans l'abdomen, adhérente à l'anse oméga, à la paroi d'excavation et à la face postérieure du ligament large. Libération avec les ciseaux et l'ongle, relèvement. Deux ligatures sur l'utéro-ovarienne et la partie sous-jacente du ligament large. Pince de Kocher appliquée contre les annexes, section, masse amenée au dehors. D'un point, sourd un peu de pus.

A droite, trompe sans sinuosités, se recourbe au fond du cul-de-sac recto utérin où elle adhère fortement. Libération et relèvement.

Une pince appliquée sur l'utérus l'attire en haut sur le pubis. Le tissu friable se rompt. L'on pratique l'ouverture du cul-de-sac postérieur. Comme l'utérus se déchire dès qu'on le tire avec une pince, on sectionne sans autre bascule qu'une bascule latérale, son bord droit puis on le détache en avant, en arrière, puis à gauche. De nombreux petits vaisseaux saignent en jets.

Ligatures multiples, quelques points à la soie ferment le péritoine par-dessus, ligature de l'épiploon. On place un drain et une lanière de gaze.

Examen des pièces. — A gauche trompe suppurée, franges recourbées en dedans, petite cavité d'adhérence supérieure à ce niveau; ovaire énorme, quatre cents grammes de pus liquide dans une grande poche présentant des géodes à la périphérie. A droite, trompe suppurée, ovaire kystique. Le muscle utérin contient plusieurs petits fibromes.

Examen bactériologique. — La trompe gauche contient du bacterium coli et quelques autres microcoques.

La trompe droite contient des microcoques non déterminés (les cultures ayant été oubliées).

Suites opératoires. — Bonnes. Le cinquième jour ablation de la mèche abdominale et de la mèche vaginale. Le 11e jour le drain est enlevé et remplacé par un drain plus petit. Le 13e jour les fils sont enlevés et le 15e l'on supprime le drain. Enfin la malade peut quitter l'hôpital le 30 janvier dix-neuf jours après l'opération.

OBSERVATION VI. — *Annexite double suppurée. — Castration abdominale totale. — Guérison.*

Mlle Aline Cb..., 33 ans, couturière. — Réglée à 17 ans, les règles reviennent chaque mois pendant deux jours très abondantes, violentes douleurs le premier jour, pas de pertes blanches. Ces douleurs sont devenues plus violentes depuis quatre ans.

Le 19 mai 1896, deux jours après la fin de ses règles, la malade est prise subitement de douleurs violentes dans tout le ventre, vomissements, au bout de quelques heures, les douleurs se localisent dans le côté droit. La malade dit avoir senti une boule grosse comme un œuf dans cette région.

Le 2 juin, elle entre à Lariboisière, on lui met de la glace sur le ventre et, au bout de 15 jours (le 16 juillet), on la fait partir pour le Vésinnet, en raison de la fermeture de la salle.

Depuis cette époque, elle est incapable de marcher et même de travailler assise. Les douleurs sont constantes, les malaises fréquents. Aucune perte blanche.

Au début de janvier 1897, pertes blanches tachant le linge en jaune, sensation de cuisson dans le vagin. Les douleurs abdominales augmentent et la malade s'alite. Frissons, sueurs, pas d'appétit.

Entre à Bichat, le 16 janvier 1897.

Examen, le 19 janvier 1897. — *Col* régulier, conique, à orifice petit, regardant dans l'axe du vagin.

Corps petit, dur, en antéflexion.

Le tout mobile.

Ecoulement vitreux, un peu louche, contenant des gonocoques.

En arrière et à droite, dans l'excavation, tuméfaction un peu inégale, dure, fixe et douloureuse, s'étendant depuis le col utérin jusqu'à la paroi pelvienne.

A gauche, Les annexes forment une tumeur petite, bosselée, fixe, située au fond de l'excavation à gauche.

Pas de dilatation de l'estomac, pas de ptose rénale.

Cœliotomie, le 20 janvier 1897, par M. HARTMANN. — La portion terminale de l'oméga et la portion initiale du rectum adhèrent à l'utérus et aux annexes droites, on les libère avec les ciseaux et l'ongle. On ouvre une collection suppurée à droite ; abstersion avec gaze stérilisée ; on achève la libération. Ligature des utéro-ovariennes des deux côtés. Section du péritoine sur la face antérieure de l'utérus fortement tiré en haut. Ouverture du cul-de-sac postérieur sur une pince. Bascule latérale après section de bas en haut du ligament large droit. Ablation de l'utérus, de la trompe droite qui y adhère, et des annexes gauches qui sont reliées à lui par le ligament large.

Mèche vaginale. — Drain abdominal.

Examen bactériologique. — Gonocoques dans le pus, dans l'utérus et dans la trompe droite.

Suites opératoires. — Jamais aucune température. On enlève la mèche vaginale le septième jour, le drain abdominal, le neuvième.

La malade sort de l'hôpital le 25ᵉ jour après son opération, en parfait état local et général.

Revue le 23 juin 1897. — Bonne cicatrice. Aucune douleur au palper abdominal.

Vaginite purulente (qui existait avant l'opération et n'a jamais disparu complètement).

Au toucher, le fond du vagin est légèrement douloureux à la pression.

Depuis le 1er mars, cette femme travaille de 7 heures du matin à 8 heures du soir sans fatigue. Elle n'a jamais été aussi vigoureuse. La convalescence a donc été des plus courtes.

Elle a bon appétit et digère parfaitement.

Elle n'a pas engraissé. Bouffées de chaleur fréquentes.

Elle n'a pas encore repris les rapports sexuels, réserve qu'explique suffisamment l'état de son vagin.

OBSERVATION VII. — *Annexite double suppurée.* — *Castration abdominale totale.*

Mlle Marie J. 21 ans. Toujours bien portante, toujours bien réglée (4 jours); mais souffrait dans le ventre pendant la semaine qui suivait les époques. Pas d'accouchement.

En janvier 1896, fausse couche de 6 semaines. La malade ne s'alite pas. Mais pendant quinze jours elle souffre de douleurs abdominales violentes qui diminuent ensuite peu à peu, et a des pertes rouges d'une façon à peu près constante. Ces pertes s'arrêtent en octobre à la suite d'un curettage. Elle sort de l'hôpital le 3 novembre.

Elle ne perd plus de sang, mais perd beaucoup en jaune strié de sang. Elle souffre toujours du côté gauche.

Les règles reparaissent pour la première fois et durent au moins 15 jours. Puis elles reviennent avec une avance de 5 jours et durent une quinzaine également. Entre les époques, la malade continue à perdre en jaune et à souffrir dans le côté gauche, surtout quand elle est debout. Amaigrissement notable. Pas de douleur pendant la miction. Douleurs dans le côté gauche pendant la défécation.

Continuant à perdre et à souffrir, elle entre à l'hôpital Bichat le 29 janvier 1897.

Examen, le 6 février 1897. — *Col* un peu irrégulier, dur, orifice admettant l'extrémité de la pulpe de l'index, regardant en bas et en arrière.

Corps de volume moyen en antéflexion normale. On peut imprimer quelques mouvements antéro-postérieurs à l'utérus, mais la mobilité transversale est entièrement supprimée.

En arrière et à droite du col on trouve une tuméfaction assez mal limitée, fixe, indolente, située dans l'excavation.

A gauche, tuméfaction beaucoup plus considérable arrivant au contact de l'utérus, encadrant, en forme de croissant, toute la partie gauche du col, se prolongeant en arrière jusque dans le cul-de-sac postérieur, s'étendant latéralement jusqu'aux parties latérales de l'excavation pelvienne. Cette tumeur dure, un peu inégale, se retrouve *au palper abdominal*, s'étendant en haut jusqu'à deux doigts au-dessous de l'ombilic, à gauche jusqu'à la partie interne de la fosse iliaque. Elle est à peu près fixe.

Pas de ptose rénale. Pas de clapotement stomacal.

Cœliotomie, le 17 février 1897, par M. HARTMANN. — Incision médiane sous-ombilicale. Section de l'épiploon fortement adhérent à la corne droite de l'utérus. On commence la libération de la portion terminale de l'oméga fusionné avec les *annexes gauches*. La trompe apparaît, volumineuse, se recourbant pour plonger dans l'excavation, au contact de la paroi latérale. La séparation est continuée, tantôt avec les ciseaux, tantôt avec l'ongle. Ouverture d'une poche suppurée, répondant au pavillon de la trompe. L'ovaire friable, ramolli, formant une masse rougeâtre, est relevé avec la trompe.

A droite libération, après ouverture de quelques poches à contenu citrin, des annexes adhérentes à la face postérieure du ligament large et à la paroi de l'excavation. Elles sont ensuite relevées.

Ligature des utéro-ovariennes. Section.

Ouverture du cul-de-sac vaginal postérieur. Section à droite, puis en avant. Le col est coupé puis repris.

Ligature des vaisseaux qui saignent.

A gauche, il reste des parties infiltrées jusqu'à la paroi de l'excavation. Drain à ce niveau. Gaze.

Suture du péritoine.

Examen bactériologique (1). — Cultures sur tubes de gélose et gélose-sérum.

Les tubes de gélose pure ne donnent rien.

Les tubes de gélose-sérum donnent :

Col. Rien.

Cavité utérine. — Un petit strepto-bacille poussant lentement mais bien en bouillon, ressemblant beaucoup à celui qu'on trouve dans l'urètre chez l'homme. Colonies blanchâtres tendant à se fusionner en nappe. Ne prennent pas le Gram.

Trompe gauche. — Plusieurs colonies (une dizaine) de gonocoques bien nets. Réaction. Gram-Thionine.

Trompe droite. — Rien.

Suites opératoires. — Le 17. T. 37. Il se produit un suintement sanguin assez abondant. On change le pansement

---

(1) Nous devons cet examen bactériologique et les suivants à l'obligeance de M. CHAUVEL, interne à l'hôpital Tchal.

18 *Février*.—T.36,9 le matin et 37,6 le soir. On fait un nouveau pansement et l'on aspire par le drain une certaine quantité de liquide sanguinolent.

19 *Février*.— T.37,6 et 37,4. La malade tousse un peu, potion calmante.

20 *Février*.—La malade tousse encore. T. 37,6 et 38,4. Pouls 148; R. 44. Légère matité de la base droite. Toux pénible. Ventouses, alcool.

Ablation de la mèche.

21 *Février*.—T. 37, 6 et 39. Cyanose. Matité en arrière dans les 2/3 inférieurs du poumon droit. On entend très mal la respiration. Respiration supplémentaire à gauche. Le matin R. 36; P. 136. Le soir R. 48; P. 160. Ventouses, Caféine.

22 *Février*.— T. 37, 9 et 38, 1. Malade pâle, crises de dyspnée. Ventouses, Rhum, Caféine.

23 *Février*.—T. 37,9 et 38,5; malade alternativement pâle et cyanosée. Crachats épais ; verdâtres. Alcool, caféine, éther, ventouses. Souffle tubaire très fort au niveau de la pointe de l'omoplate droite. Au-dessous, on n'entend pas la respiration et la matité y est absolue. Les vibrations thoraciques sont conservées.

24 *Février*.—T.37 et 39,2. Le matin la malade va mieux, a bien dormi, P. 120; R. 32, T. 37. La matité persiste dans le 1/3 inférieur du poumon droit. Pas de râles. Le souffle tubaire est à peu près disparu. Respiration soufflante au sommet gauche. Le soir 39,2. Crises de suffocation.

25 *Février*.—T.38,4 et 38, 3. Le souffle tubaire s'entend encore à droite, mais il y a aussi quelques râles crépitants fins dans les 2/3 inférieurs à droite, et au sommet à gauche. La malade va mieux.

Le gros drain est remplacé par un autre plus petit. Peu de suppuration.

26 *Février*.—T.37,2 et 37,2. La malade va beaucoup mieux. Râles crépitants plus nombreux. Pas d'étouffements.

27 *Février*. —T. 36, 9 et 37, 4. Râles humides nombreux. Pas de souffle. Expectoration abondante.

28 *Février*.—37 et 38,4. La malade tousse et crache abondamment Pansement. Ablation du drain. Suppuration assez abondante. Mèche nephtolée. Ablation des crins.

29 *Février*. — T.37 et 37, 2. On remet un drain.

La température reste désormais absolument normale. Le drain est supprimé définitivement le 6 mars.

La malade sort de l'hôpital le 7 mai.

Revue le 20 juin 1897. Entièrement guérie, sans fistule ni éventration.

OBSERVATION VIII. — *Annexite double.* — *Retroversion.* — *Castration abdominale totale*

Mlle Christine P..., 37 ans. Réglée à 17 ans. Règles reviennent tous les mois et durent 2 ou 3 jours. Pertes blanches entre les époques.

A 18 ans, accouchement assez difficile. Délivrance artificielle.

Jamais de fausse couche.

A 26 ans, blennhorragie probable.

A 29 ans, est curettée à l'hôpital Bichat. On diagnostique alors un commencement de salpingite gauche.

Après ce curettage, les pertes blanches continuent, abondantes. Les douleurs augmentent, marquées surtout au niveau du col, quand la malade va à la selle.

Il y a un an, les pertes blanches augmentent, deviennent jaunâtres, verdâtres. Puis, les douleurs étant devenues plus vives, la malade entre à l'hôpital le 9 février 1897.

Examen, 10 février. — Douleur constante à gauche, plus marquée pendant la défécation. Sensation de pesanteur dans le bas ventre. Pas de troubles de la miction. Pas de constipation.

Faiblesse, fatigue rapide.

A la palpation. — Légère douleur du côté gauche, du ventre et dans la fosse iliaque gauche.

Au toucher. — Col gros, irrégulier, à orifice entr'ouvert, regardant dans l'axe du vagin.

Corps en rétroflexion.

A gauche, séparées du col par un sillon, on trouve plaquées les annexes peu augmentées de volume mais fixes, douloureuses.

A droite, les annexes sont fusionnées avec la partie supérieure du col.

Curettage et amputation du col le 25 février 1897.

La malade continue à souffrir.

Cœliotomie, 10 avril 1897, par M. HARTMANN. Libération des *annexes droites,* adhérentes au fond de l'excavation, au rectum et à la paroi latérale du bassin, collées contre l'utérus. Ligature de l'utéro-ovarienne. Section.

Libération des *annexes gauches* adhérentes assez haut à l'anse oméga et à la paroi de l'excavation près du détroit supérieur. Ligature de l'utéro-ovarienne. Section.

On peut alors amener l'utérus en avant. Section du péritoine en avant des ligaments ronds. Ouverture du cul-de-sac postérieur sur une pince. Deux coups de ciseaux détachent le vagin de son insertion au col. Section du ligament large droit. Ligature des utérines et de leurs branches. Libération du col en avant.

Surjet péritonéal, 4 points sur la tranche vaginale qui saigne. Mèche iodoformée dans le vagin. Drain abdominal, en raison de l'existence de surfaces suintantes.

Examen des pièces. — Trompes oblitérées, contenant du liquide séro sanguinolent. La trompe droite présente une double plicature analogue à celle que l'on fait subir au ligament rond pour le raccourcir. Cette disposition est maintenue solidement par des adhérences péritonéales anciennes.

Examen bactériologique. — Cultures sur sérum. Gélose :
Cavité utérine, Trompe droite, Trompe gauche.—Aucun résultat. Rien ne pousse après huit jours d'étuve.

Suites opératoires. — Parfaites. Jamais la moindre fièvre. On enlève le drain le 3e jour, la mèche vaginale le 4e, les fils, le 11e. Le 21e jour, la malade sort de l'hôpital complètement guérie.

OBSERVATION IX. — *Annexite double suppurée. — Castration abdominale totale.*

Mme Célina R... 27 ans, mari mort à 25 ans de tuberculose pulmonaire. Deux enfants morts ; l'un à un mois, de méningite, l'autre à 4 mois d'une affection pulmonaire ; deux autres enfants bien portants.

Réglée à 11 ans. Mariée à 15 ans. 4 enfants à 16, 18, 20 et 22 ans. Accouchements normaux après grossesses normales. Jamais de douleurs dans le ventre, bien qu'elle ait eu quelques pertes blanches et vertes à partir du deuxième accouchement.

A 24 ans, douleur sourde dans l'aine gauche, s'irradiant dans la cuisse, intermittente et obligeant pendant la période douloureuse à l'arrêt complet du travail. Quelquefois trois semaines d'alitement. Cette douleur augmente les années suivantes, envahit l'aine droite et arrive, en janvier 1897, à tel point que la malade peut à peine se tenir debout et est obligée de se coucher. Les pertes verdâtres augmentent et les règles qui ont toujours été très peu abondantes, très régulières, durant à peine deux ou trois jours, se prolongent pendant huit jours, très abondantes ; fait qui d'ailleurs se répète fin février et fin mars.

Etat général excellent. Toutes les fonctions sont normales, à part une constipation opiniâtre, existant depuis longtemps, obligeant à des purgations presque tous les deux jours, et dans ces derniers temps, au moment de la défécation, un ténesme assez aigu. Le repos au lit, à l'hôpital, calme les douleurs abdominales et le ténesme. Il ne persiste que des douleurs de reins, assez vives, continues.

Examen, le 12 avril 1897. *Col* gros irrégulier, dur, à orifice entr'ouvert, regardant dans l'axe du vagin et admettant l'extrémité du doigt.

Corps petit ; se trouve en antéflexion légère et un peu dévié sur la gauche.

Dans le cul-de-sac postérieur, refoulant la paroi postérieure du vagin en avant et rejoignant le col par un sillon très étroit, on trouve une masse arrondie, dépressible, que l'on retrouve par le palper abdominal dans l'excavation et à droite.

On ne peut sentir les *annexes gauches* qui probablement sont confondues avec le fond de l'utérus.

L'hystéromètre pénètre à 9 cent. dans un utérus légèrement antéfléchi. Cette exploration détermine un léger écoulement sanguin.

Au spéculum le col apparaît gros, mou sans ulcération manifeste.

Cœliotomie, le 13 Avril 1897, par M. HARTMANN. De nombreuses adhérences lamelleuses s'étendent de l'utérus et des annexes à tout le contenu de l'excavation. Ces adhérences déchirées, on constate que les *annexes gauches* sont adhérentes au fond de l'utérus, à la paroi latérale de l'excavation. Pavillon oblitéré, trompe distendue. On peut les libérer et les relever sans rompre la trompe. Ligature de l'utéro-ovarienne. Pince du côté des annexes. Section entre les deux ligatures et section du ligament rond.

A droite, libération des annexes qui forment une masse descendant jusqu'au fond du cul-de-sac recto-utérin. Rupture d'un foyer suppuré répondant au pavillon de la trompe et occupant le fond du cul-de-sac. Abstersion, nettoyage ; relèvement. Section de l'utéro-ovarienne du ligament rond. Section au bistouri du péritoine antérieur. Ouverture sur une pince du cul-de-sac postérieur. Débridement, à droite et à gauche le long du col, de la boutonnière vaginale. Bascule à gauche, section du vagin à droite, décollement du feuillet vasculaire du ligament large droit. Pince. Section, libération en avant. Section du feuillet vasculaire du ligament large gauche.

Surjet péritonéal des deux côtés, enfouissant les ligatures. Deux points ferment en partie le vagin dans lequel on introduit une mèche de gaze iodoformée. Drain abdominal,

Durée de l'opération 52 minutes.

Examen bactériologique. A l'examen direct, pas de microbes dans le pus.

Culture sur gélose-sérum :

Col, Cavité utérine, Trompe droite, Trompe gauche. — Rien n'a poussé après huit jours d'étuve.

Suites opératoires. — Extrêmement simples. Aucune fièvre.

OBSERVATION X. — *Annexite double suppurée.* — *Castration abdominale totale.*

Mme Colombe Ch. — 22 ans.
Mère morte à la suite d'une fausse couche.
Fièvre typhoïde à 7 ans — toujours bien portante depuis.
Réglée à 13 ans : A 14 ans 1/2 ; les règles disparaissent pour 2 ans — Depuis 16 ans 1/2, viennent régulièrement, mais sont peu abondantes et ne durent qu'un jour — Toujours eu des pertes blanches intermenstruelles — Constipation opiniâtre depuis les premières règles — Parfois 8 jours sans selles — Pas d'appétit.

Il y a deux ans, à la suite de grandes fatigues (elle était aora porteuse de pain).. la malade commence à souffrir du ventre, mais du *côté gauche* surtout. — Au bout d'un an, les douleurs diminuent, mais la malade perd abondamment en blanc et expulse de grandes fausses membranes.

Il y a 3 mois, sans cause appréciable, douleur subit dans le côté droit.— Cette douleur va en augmentant et la malade entre à Bichat le 9 avril 1897.

Examen le 10 avril 1897. — *Col* régulier, porté en masse en avant, à orifice admettant l'extrémité de la pulpe du doigt. *En arrière* du col, séparée de lui par un sillon dans le cul de sac postérieur, on trouve une tumeur arrondie probablement constituée par le corps de l'utérus rétrofléchi — *A droite* de celui-ci, dans l'excavation, tumeur du volume d'une grosse noix, fixe, extrèmement douloureuse à la moindre pression.

Les annexes gauches forment une masse plus diffuse qui s'étend en arrière et à gauche en se confondant avec le reste de l'utérus —

Du col légèrement ulcéré, s'écoule une sécrétion catarrhale grisâtre.

Cœliotomie, le 15 avril 1897, par M. HARTMANN. — Ligature des utéro-ovariennes, des ligaments ronds. Section, en avant du péritoine, au-dessus de la vessie. Décollement de celle-ci. Utérus fortement attiré en avant.— Ouverture du cul-de-sac postérieur — Débridement latéral sur le col. — Section du vagin à droite et un peu en avant, pendant qu'une pince tire le col en haut. Décollement du ligament large vasculaire. Pince de Kocher, Section.

Bascule à gauche.—Section en avant du vagin et de tout ce qui tient en avant. — Section du vagin à gauche. — Pinces sur utérines. — Section. — Ligature.

Surjet péritonéal à droite et à gauche.— Un point sur l'incision médiane du cul-de-sac postérieur.

Réunion sans drainage.

Examen des pièces. — *A gauche*, Salpingite suppurée, grosse comme une noix — trompe fermée, au niveau du pavillon qui adhère à l'ovaire, lequel n'est pas suppuré.

A droite, la collection purulente de la trompe aussi volumineuse qu'à gauche ne paraît pas communiquer avec l'abcès de l'ovaire, malgré les recherches faites dans ce sens — Le pavillon de la trompe est recroquevillé en dedans, et absolument fermé ; il adhère très intimement à la paroi de l'abcès de l'ovaire et il est impossible de les séparer l'un de l'autre sans rupture des parois. A première vue, le pus de l'ovaire et celui de la trompe semblent absolument de même nature.

Examen bactériologique. — *L'examen direct* ne montre aucun microbe dans le pus des 3 cavités purulentes.

Cultures de ce pus sur gélose-serum, bouillon et gélatine. Rien ne pousse dans le bouillon ni la gélatine.

Les cultures sur gélose donnent :

Col. — Rien.

Cavité utérine. — Nombreuse colonies de gonocoques purs.

Trompe gauche. — Rien.

Trompe droite. — Très nombreuses colonies de gonocoques purs.

Réaction Thionine-Gram.

29 avril. Un nouvel examen de pus pris le 13 sur lamelles montre de rares gonocoques, mais seulement dans le pus de la trompe et de l'ovaire droit.

Suites opératoires. — Pas de température — sort guérie le 21e jour

OBSERVATION XI. — *Annexite double.* — *Rétroversion adhérente.* — *Castration abdominale totale.*

Mme Marie D... 31 ans. — Réglée à 16 ans. Jusqu'à son mariage elle voit très régulièrement mais très peu. Les règles durent 3 jours.

Aucun trouble. Mariée à 20 ans. Jamais de couche ni de fausse couche. L'état antérieur persiste. Deux ans après, les règles deviennent graduellement moins abondantes encore. La malade perdait plutôt une eau roussie que du sang. En même temps surviennent des douleurs siégeant surtout dans l'aine gauche et dans les reins, supportables, diminuant par le repos, intermittentes avec intervalles non douloureux de quelques jours, quelques semaines et même jusqu'à un mois, augmentant avant l'arrivée des règles et pendant toute leur durée. Pas de pertes ni blanches ni jaunes. Pas de troubles digestifs, à la défécation ou autres. Dix ans se passent ainsi sans que la malade attache grande importance à ses douleurs, qu'elle essaie de calmer par des injections boriquées, des cataplasmes, de la teinture d'iode sur le ventre, sans jamais consulter un médecin.

Depuis deux ans, les règles ne durent qu'un jour, elles sont plus douloureuses ; les douleurs existent toute la journée sans cesser même avec le repos. Un repos prolongé de quelques jours à quelques semaines réussit à les calmer, mais incomplètement. Pendant les 2 ou 3 jours qui précèdent les règles, pertes blanches, n'empesant pas le linge, sans aucune odeur, très peu abondantes. Ces pertes ont toujours cessé dans le décubitus dorsal. De temps en temps hydrorrhies subites. Tout d'un coup la malade sent sa chemise mouillée. C'est un écoulement de liquide blanchâtre qui s'arrête au bout de 2 ou 3 jours. (Injections boriquées).

Depuis six mois, pesanteur douloureuse dans le rectum, plus marquée dans la marche ou la station assise, moindre dans le décubitus dorsal. En même temps constipation opiniâtre. La malade est obligée de prendre des lavements tous les 2 jours et quelquefois des purgatifs. Les défécations sont pénibles. Une heure après le repas, sensation de brûlure dans l'estomac. Il n'y a pas de douleur pendant la défécation mais après, du ténesme, des douleurs vives durant parfois tout le reste de la journée. Névralgies thoraciques, points douloureux, dans le dos, douleurs passagères dans le membre supérieur, fourmillement dans les jambes. Névralgies occipitales fréquentes depuis deux ans. Amaigrissement. Les urines sont normales comme quantité et comme qualité.

Le 6 avril 1897, la malade entre à Bichat. On diagnostique *rétroversion et annexite gauche*. Le 19 avril, elle sort sans avoir été opérée.

Les douleurs continuent, ainsi que du reste tous les symptômes notés plus haut.

Elle rentre à nouveau à Bichat le 16 mai 1897.

Examen, le 17 mai 1897. — *Col* dur, petit, facilement accessible ; à orifice regardant en bas et en avant, légèrement à droite, à lèvres épaisses et régulières.

Cul de sac antérieur presque effacé, large, peu profond, souple.

Cul de sac postérieur profond contenant une masse dure qui se continue aussi avec le col par l'intermédiaire d'un sillon très étroit.

Toucher non douloureux.

On ne sent pas les annexes.

Cœliotomie, le 5 juin 1897, par M. HARTMANN.—Incision médiane entre ombilic et pubis. Libération de l'épiploon adhérent à la paroi abdominale et à l'utérus.

Le corps utérin est petit, en rétroversion. Les *annexes droites* sont sur sa partie latérale et forment une masse petite confondue avec la face postérieure du ligament large, la paroi du bassin et un coude du rectum. Les *annexes gauches* sont situées plus haut et plus en dehors, contre la paroi latérale et supérieure de l'excavation, adhérences. De nombreuses adhérences lamelleuses, solides, ne se laissant pas déchirer par le doigt, existent en outre dans l'excavation.

On sectionne les adhérences aux ciseaux, puis on commence la libération du rectum, impossible avec l'ongle, d'où obligation d'employer bistouri et ciseaux. Au cours de cette libération un coup de ciseaux ouvre le rectum sur une longueur de 2 centimètres environ.

On protège le rectum avec une compresse de gaze trempée dans le sublimé, et on continue la castration. Ligature des utéro-ovariennes. Section du péritoine en avant. Incision du vagin en arrière puis à droite, pince sur artère utérine isolée ; bascule à gauche, section du vagin en avant du col. Isolement du feuillet vasculaire du ligament large. Pince ; ligature. Un fil étreint de chaque côté le ligament rond et reconstitue un ligament large.

Suture de la blessure rectale par 5 points à la soie. Occlusion incomplète du vagin. Drain abdominal, après avoir ramené l'épiploon sur la suture rectale.

Examen des pièces. — Rétroversion avec adhérence de l'utérus au rectum. Salpingite double, mais peu développée.

Examen bactériologique.—Culture sur sérum-gélose : *Col, Corps, Trompe droite, Trompe gauche.* — Rien ne pousse après 8 jours d'étuve.

Suites opératoires. — Le soir du second jour, la température monte à 38, 6. Coliques : on met une canule dans le rectum, et la malade rend du gaz. La température retombe et restera désormais toujours normale.

Pendant les premiers jours, on aspire par le drain un peu de sang, puis un peu de sérosité. Le 7ᵉ jour : purgation. Il sort des matières par le vagin. Le 8ᵉ jour, ablation de la mèche vaginale. Le 10ᵉ jour on aspire par le drain un liquide stercoral. On met un drain plus petit.

Le 13 juillet, la malade est en très bon état général. Par ses deux fistules vaginale et abdominale, il sort encore un peu de liquide blanchâtre, à odeur assez forte, mais plus du tout de matières.

OBSERVATION XII. — *Annexite double suppurée. — Métrite. — Castration abdominale totale.*

Mᵐᵉ Elisabeth M..., 31 ans. Réglée à 15 ans, régulièrement toujours et peu abondamment. 4 enfants : 3 morts de méningite, croup, convulsions à 12 ans, 7 ans, 19 mois ; un bien portant (1 an).

Deux fausses couches de 2 à 3 mois. Pertes rouges pendant six mois à la suite de la deuxième fausse couche.

Pas d'autres pertes rouges ; pertes blanches depuis l'hiver dernier.

Pas de maladie antérieure.

Petite hernie ombilicale survenue à la suite d'un effort.

Il y a 6 ans et demi, à la suite d'un mauvais accouchement où l'on avait à trois reprises détaché le placenta avec la main (raconte la malade), irritation continue, fièvre vive, délire pendant 6 ou 7 jours. Sort de l'hôpital au bout de 15 jours. Pertes rouges peu abondantes pendant 6 semaines encore ; puis perte subitement très abondante, ayant diminué au bout de huit jours de tamponnements et de pilules de fer.

Depuis ce temps, pesanteur dans le ventre, ballonnement après le repas, mauvaises digestions, pertes rouges presque continuelles, jusqu'à une nouvelle grossesse un an après.

Bonne grossesse, bon accouchement, mais de nouveau pertes rouges abondantes et fréquentes (15 ou 20 jours) qui ont persisté jusqu'à maintenant et qu'elle a encore actuellement.

Le 25 avril 1897, étant alitée, souffrant de la grippe, la malade a été prise subitement le soir de violentes coliques, donnant la sensation d'une barre occupant les deux côtés du bas ventre et persistantes, avec irradiations dans les cuisses et les lombes. Diarrhée pendant huit jours, puis constipation pendant 4 ou 5 jours ; douleur à la défécation, à la miction. Soignée d'abord en ville (cataplasmes laudanisés), elle entre au bout de huit jours à Bichat, dans un service de médecine. On la purge et on continue les cataplasmes laudanisés. Au bout de 13 jours, se trouvant complètement rétablie, elle va passer 8 jours au Vésinet.

Elle rentre ensuite chez elle où elle passe 4 jours sans douleurs aucunes ; puis le soir du quatrième jour, elle est prise de nouveau et subitement de douleurs vives, gravatives, bilatérales avec irradiations sans élancements. Constipation qui a cédé aux lavements. Douleur à la défécation, à la miction. Après dix jours de souffrance pendant lesquels elle ne s'est pas soignée, elle vient consulter à Bichat où on l'admet.

Examen, le 3 juin 1897. — *Col* gros bosselé, à orifice admettant l'extrémité de doigt, regardant en bas et en arrière, dur.

Corps en antéflexion légère, de volume moyen, également dur.

En arrière et à droite de l'utérus, se prolongeant jusque vers la partie latérale du cul de sac postérieur, petite tumeur dure, un peu bosselée, un peu sensible, collée contre l'utérus.

En arrière et à gauche, dans l'excavation, on trouve une tuméfaction vague, douloureuse.

Cœliotomie, le 10 juin 1897, par M. HARTMANN. — Tout le petit bassin est occupé par le corps utérin gros et grisâtre à gauche duquel, à peu près au niveau du détroit supérieur, on trouve les annexes formant une masse qui va jusqu'à la paroi de l'excavation ; à la droite annexes de même malades, s'enfonçant dans l'excavation, le tout réuni par des adhérences assez faciles à détacher. Libération des annexes. Ligature des utéro-ovariennes ; section. Ligature des ligaments ronds. Section que l'on continue en avant, section du péritoine antérieur.

Utérus tiré en haut et en avant, friable.

Pince dans le cul-ce-sac postérieur. Incision longitudinale, puis débridement à droite et à gauche. Section à droite. Ligature de l'utérine droite. Séparation des feuillets postérieurs du ligament large gauche. Ligature de l'utérine gauche. Les fils de ligatures des ligaments ronds dont les chefs n'ont pas été coupés servent à reconstituer le péritoine de chaque côté.

Catgut pour fermer le vagin.

Drain abdominal.

Examen des pièces. — Salpingites doubles, adhérentes à l'utérus surtout à droite où la trompe enveloppait l'ovaire, adhérentes également à l'intestin en arrière. Pas d'hydro ou de pyosalpinx. Liquide louche dans les trompes.

Examen bactériologique. — Culture sur gélose-sérum.

Col. — Rien.

Corps. — 7 colonies de gonocoques purs.

Trompe droite. — Rien.

Trompe gauche. — Plusieurs colonies de gonocoques purs. Thionine-Gram.

Suites opératoires. — Ni doul.... ni fièvre. Le 13 juin au soir, frisson, température 38, 8. On donne 75 centigrammes de sulfate de quinine et le lendemain la température est revenue définitivement à 37°.

Le 12 juillet, la malade va parfaitement bien.

OBSERVATION XIII. — *Annexite double suppurée.—* *Castration abdominale totale.*

Mlle Ernestine A..... 23 ans. — Réglée à 14 ans toujours très régulièrement, 5 jours

A une petite fille de 6 mois, très bien portante.

Pas de fausse couche.

Jamais de pertes ni rouges ni blanches.

Jamais de maladie antérieure.

Le 24 mai 97, en se levant, douleurs vives précédées seulement dans la nuit de légères douleurs avec un peu de fièvre. Deux heures après, vomissements bilieux, jaunâtres. — Les douleurs, continues et sans élancements sont comparées par la malade à celles produites par un fer rouge. La malade vomit pendant 3 jours. Les douleurs ayant alors cessé elle se lève, mais ne pouvant ni marcher ni rester longtemps assise, elle doit se recoucher au bout de quelques heures. Les douleurs ayant alors continué sans intermittences, est entrée à l'hôpital Bichat, dans un service de médecine où l'on a diagnostiqué une salpingite droite. Pendant une dizaine de jours, injections de permanganate bi-quotidiennes, tamponcements, teinture d'iode. — Puis, la malade, n'ayant pas le temps de rester 8 mois en médecine, comme on le lui propose, demande à passer en chirurgie pour être opérée.

Depuis 15 jours elle ne souffre plus du tout étant couchée, sauf quelques élancements mais dès qu'elle se lève, douleurs fixes à droite, comme un poids. La température monte chaque jour à 38°5; 39°.

Examen, le 20 juin 1897. — *Col étalé*, peu mobile, à orifice regardant en bas et en arrière, un peu entr'ouvert, large et déchiré à gauche.

Dans *le cul-de-sac latéral droit*, masse ovoïde de la grosseur d'un petit œuf, un peu douloureuse, régulière, molle, séparée du col par un sillon large et peu profond.

Les autres culs-de-sac sont souples.

Au palper abdominal, *à droite* un peu au-dessus du pubis, petite masse douloureuse, *à gauche* douleur moindre, à la pression profonde.

Cœliotomie, le 21 juin, 1897, par M. Hartmann— *Libération* des *annexes droites* qui plongent dans l'excavation. Pendant cette libération, un foyer suppuré se vide dans la plaie.

Libération des *annexes gauches*, également suppurées, mais plus haut placées. Ablation de *l'utérus*. Surjet au catgut. — Drain abdominal. Vagin laissé entr'ouvert.

Examen des pièces. — *L'utérus* n'est pas augmenté de volume, 8 centimètres du col au fond. *Col normal.*

A droite, l'ovaire présentant le volume d'une petite mandarine était accolé à l'utérus, et c'était lui qu'on sentait au toucher et non la trompe. Il est divisé en parties par une cloison. La partie interne est infiltrée de pus, la partie externe forme une poche également remplie de pus, mais ne semblant pas avoir de communication avec l'ovaire. Elle a le volume d'une noix. — La trompe grosse comme le petit doigt et pleine de pus contourne complètement la tumeur ainsi formée, et le pavillon ouvert vient s'appliquer sur la collection purulente externe et communique avec elle.

A gauche, même disposition de la trompe par rapport à l'ovaire qui est gros comme une noix et présente un hématome récent à sa partie inférieure. Pas de pus dans l'ovaire. La trompe ne contient pas de pus collecté, mais de la sérosité louche.

A droite comme à gauche, les trompes ne paraissent malades qu'à partir de 4 à 5 centimètres de la corne utérine — La partie la plus rapprochée de l'utérus semble saine ; le volume et la lumière n'en sont pas augmentés.

La cavité utérine paraît saine, sauf au niveau du fond et de la partie supérieure de la face postérieure où la muqueuse est épaisse, rouge et saignante.

Examen bactériologique. — Culture sur gélose, sérum le 21 juin à midi.

Col. — Staphylocoques blancs petits, dorés, gros. Les uns et les autres prennent le Gram.

Corps. — Une ou deux colonies de gonocoques purs. Pas de staphylocoques.

Ovaire droit. — Cinq colonies de gonocoques.

Abcès de l'ovaire droit. — Nombreuses colonies de gonocoques.

Trompe droite. — Nombreuses cultures de gonocoques purs.

Ovaire gauche. — Culture reste stérile.

Trompe gauche. — Environ 20 colonies de gonocoques.

Suites opératoires. — La température assez élevée pendant les 4 premiers jours (jusqu'à 38,7) redevient absolument normale, à partir du cinquième — Le 12 juillet, la malade va admirablement bien et se trouve guérie. Aucune douleur.

CONCLUSIONS

1° La laparotomie, dans le traitement des annexites est préférable à l'hystérectomie vaginale, au point de vue de la mortalité et surtout au point de vue de la chirurgie conservatrice.

2° Pour qu'elle donne d'une manière constante de bons résultats, il faut :

a) Dans les ablations unilatérales, lier isolément les vaisseaux et ne laisser aucun pédicule.

b) Dans les ablations bilatérales, enlever l'utérus.

3° En cas de suppurations pelviennes aiguës.

a) Il faut avoir recours à la colpotomie postérieure, quitte à intervenir plus tard par l'abdomen et à agir alors suivant les lésions. C'est la méthode de choix.

b) *Au besoin*, on pourrait, à l'exemple de Bardenheuer, et grâce, au procédé indiqué par ce chirurgien, faire d'emblée la castration abdominale totale.

TYPOGRAPHIE

EDMOND MONNOYER

LE MANS (Sarthe)

www.ingramcontent.com/pod-product-compliance
Ingram Content Group UK Ltd.
Pitfield, Milton Keynes, MK11 3LW, UK
UKHW022317070726
13614UKWH00002B/797